Ulrike Döpfner

SUCHE NACH LICHT

ULRIKE DÖPFNER

SUCHE NACH LICHT

Wie ich als Psychotherapeutin meiner Krebserkrankung begegnete und was mir dabei wirklich geholfen hat

KÖSEL

Die Erlebnisberichte in diesem Buch schildern die Sicht der Autorin und diese muss nicht mit der Wahrnehmung anderer beteiligter Personen übereinstimmen.

MIX
Papier | Fördert gute Waldnutzung
FSC® C014496
FSC www.fsc.org

Penguin Random House Verlagsgruppe FSC® N001967

Umschlag: buxdesign GbR, München unter Verwendung
einer Illustration von Daniela Hofner
Redaktion: Vera Baschlakow
Satz: Satzwerk Huber, Germering
Druck und Bindung: GGP Media GmbH, Pößneck
Printed in Germany
ISBN 978-3-466-34852-7

www.koesel.de

Inhalt

Vorwort

Ich habe dieses Buch geschrieben, damit meine Krankheitserfahrung etwas Positives in sich birgt: Wenn ich Leserinnen und Lesern, seien sie persönlich erkrankt, oder seien sie Angehörige oder Freunde von Erkrankten, durch mein Buch Hoffnung machen oder Anregungen geben kann, wie man der eigenen Hilflosigkeit entgegenwirken kann, so hat meine Erfahrung etwas Gutes bewirkt.

Bevor ich mit dem Schreiben begann, war ich mir nicht sicher, ob es mich zu sehr belasten würde und ob es mir entsprechend tatsächlich gelingen würde, dieses Buch zu schreiben. Der Prozess des Schreibens, des Erinnerns und des Wiedereintauchens in diese düstere Zeit war schmerzhaft und belastend. Aber er war auch reinigend und klärend. Fasst man eine Erfahrung in Worte und benennt die mit der Situation einhergehenden Gefühle, so klärt sich vieles, was vorher im Unbewussten unstrukturiert waberte. Das Schreiben hat mir geholfen, meine Krankheitserfahrung zu verarbeiten.

Es war mir wichtig, durch dieses Buch zu zeigen, dass in jedem Dunkel auch ein Licht leuchtet. In meinem Fall kam das Leuchten durch menschlichen Beistand – der Familie, der Freundinnen und Freunde, der Schwestern und Pfleger, der Ärztinnen und Ärzte. Anhand meiner Erfahrung möchte ich unterstreichen, wie wichtig all diese empathischen, aufmerksamen, zugewandten und auch liebevollen Verhaltensweisen waren und wie wichtig sie aus meiner Erfahrung für das Wohlergehen der Erkrankten und ihren Heilungsweg sind.

Das Buch ist in zwei Teile gegliedert: Im ersten autobiografischen Teil beschreibe ich meinen Krankheitsverlauf. Im zweiten Ratgeberteil wiederum gibt es drei Kapitel – eines richtet sich an die Erkrankten, eines an die Angehörigen und Freunde der Erkrankten und eines an die Mitarbeiterinnen und Mitarbeiter des Krankenhauses. Gemäß meiner eigenen Erfahrung schildere ich, was ich selbst tun konnte, um mir zu helfen und mit der Situation besser zurechtzukommen. Ich gebe Anregungen, wie Angehörige oder Freunde von Erkrankten helfen können, und ich gebe Empfehlungen, was das Pflegepersonal und Ärzte und Ärztinnen tun können, um empathisch auf die Patientinnen und Patienten einzugehen.

Im autobiografischen, persönlichen Teil des Buchs schreibe ich mit der Stimme der Patientin über meine Erfahrungen als Erkrankte. Im Ratgeberteil schreibe ich als Psychologin, die aufgrund ihres Berufs und ihrer persönlichen Erfahrungen Empfehlungen gibt.

Außer den Namen meiner Familienmitglieder sind alle Namen fiktiv. Dies erschien mir sinnvoll, da es mir nicht darum ging, Bewertungen zu verteilen, sondern darum, meine Erfahrungen zu beschreiben.

Mein Dank gilt allen, die mich auf diesem Weg so unglaublich hilfreich behandelt und unterstützt haben, allen voran meiner Familie, meinen Chirurgen und meiner Onkologin. Ohne ihr Leuchten und das all der anderen Menschen, die mich begleitet, behandelt und betreut haben, hätte ich diese dunkle Zeit nicht überstanden.

Teil 1

Wie ich die Diagnose und alles, was folgte, erlebte

»Dann machen Sie halt ein MRT«

Seit einiger Zeit sind meine Leberwerte erhöht. Nicht schlimm, sagen die Ärzte, die ich dazu konsultiere. Mich stören die Werte aber, sie passen nicht zu meinem Selbstverständnis. Ich will sie »normal« haben. Ich lese die Bücher des Ernährungsgurus, der die Selleriesaftkur populär gemacht hat, und trinke jeden Morgen auf leeren Magen ein großes Glas puren Selleriesaft, um die Leber zu entgiften. Meine Familie lehnt dankend ab, als ich sie mit in diese Kur einbeziehen möchte. Ich ernähre mich bewusst, und auch ansonsten lebe ich gesund: Ich mache fast jeden Morgen Sport – Trampolinspringen an der frischen Luft –, meditiere regelmäßig und trinke Alkohol in überschaubarer Menge. Ich nehme Nahrungsergänzungsmittel und fühle mich gesund, die Leberwerte, die ich in regelmäßigen Abständen kontrollieren lasse, ändern sich aber nicht. Im August 2023 mache ich also intensiv Detox, ernähre mich megagesund, treibe ausgiebig Sport, trinke keinen Alkohol und gehe dann Anfang September siegessicher zu meiner Internistin, um die Werte noch einmal kontrollieren zu lassen. Meine Überraschung ist groß, als sie mir wenige Tage später die Ergebnisse mitteilt: »Ihre Leberwerte sind gestiegen.« Wie bitte? Gestiegen? Wie geht das denn? Ich bin ratlos. Ich frage meine Ärztin, wie das sein kann, nachdem ich so gesund gelebt und auf mich geachtet habe. Sie hat auch keine Erklärung dafür und meint: »Ja, die Werte passen tatsächlich nicht zu Ihrem Lebensstil. Dann machen Sie halt ein MRT.« Ich habe nicht den Eindruck, dass sie ernsthaft besorgt ist. Da ich geplant habe, in der darauffolgenden Woche zu verreisen, frage ich sie, ob es eilig wäre. Sie verneint. Ich glaube eigentlich nicht, dass das MRT irgendeinen Befund zeigen wird, denn ich habe drei Monate vorher eine Ultraschalluntersuchung der Leber machen lassen, die sich als unauffällig erwies. Und außer den erhöhten Laborwerten habe ich auch keine Beschwerden. Dennoch möchte ich das MRT vor meiner Reise erledigen. Damit ich so kurzfristig einen Termin bekomme, schreibe ich einer Freundin, die Radiologin ist, ob es in ihrer Praxis noch einen MRT-Termin vor meiner Abreise gibt. Es gibt einen. »Super!«, schreibe ich und frage, wer den Termin machen wird. »Wenn es dir nichts ausmacht, ich.« Es macht mir nichts aus. Meine Freundin und ich verabreden uns nach meinem MRT, das der letzte Praxistermin an dem Tag für sie ist, in einem kleinen asiatischen Restaurant in der Nähe ihrer Praxis, gemeinsam etwas zu Abend zu essen. Ich freue mich sehr darauf, sie zu treffen und zu hören, wie es ihr geht.

Ich habe vorher noch nicht viele MRTs in meinem Leben machen lassen – vielleicht zwei insgesamt. Angenehm ist mir die Röhre nicht, aber ich weiß, dass ich mich durch regelmäßiges und bewusstes Atmen beruhigen kann. Außerdem besitzt diese Praxis ein neues Gerät, an dem an der Decke der Röhre ein Video zur Ablenkung des Patienten abgespielt wird, das man sich vor der Untersuchung aussuchen kann. Ich wähle ein Naturvideo. Während des MRT macht das Gerät die bekannten lauten Geräusche, die für mich mit den dicken Kopfhörern, die man zum Geräuschschutz erhält, gut zu ertragen sind, und auch die Enge der

Röhre lässt sich für mich aushalten. Ich rechne nicht wirklich mit einem Befund, als ich zur Auswertung in das Sprechzimmer meiner Freundin gehe. Ich habe diese Untersuchung einfach zu meiner Beruhigung noch vor meinem Urlaub erledigt. Meine Freundin erscheint etwas fahrig, als sie mir die Bilder zeigt – »Hier ist etwas zu sehen, Ulrike, das geht da nach hinten raus, ich muss mir das nachher noch mal genauer anschauen, lass uns erst mal Essen gehen.« Ich werde stutzig. Wie, etwas zu sehen? Was denn? Ich sage zu ihr, dass wir nicht Essen gehen müssen, und frage, was es denn sei. Sie meint, sie sieht es sich noch mal in Ruhe an. Seltsam … Ich wundere mich, denke aber, falls es etwas Schlimmes wäre, würde sie es mir bestimmt sagen. Das tut sie dann auch, als wir gemeinsam im Restaurant sitzen. Sie nimmt meine Hand, und mein Herz rutscht im Sturzflug ins Bodenlose: »Ulrike, du hast einen Tumor im Bauchraum, es ist ein Liposarkom und er ist retroperitoneal ausgerichtet, also nach hinten zu den Nieren. Dort ist er an der linken Niere angeheftet und auch an die Bauchspeicheldrüse hat er sich angeheftet.« Mein Mund wird trocken, und einen Moment steht die Welt still, während ich versuche, ihre Worte zu verarbeiten. Tumor. An die Niere angeheftet und an die Bauchspeicheldrüse. Tumor. *Du hast einen Tumor, Ulrike.* Dieses böse Wort ist nun Bestandteil meines Ichs. ICH habe einen Tumor. Es dauert einen kleinen Moment, und ich habe es verstanden, die Worte sind angekommen. Und nun? Ich frage sie, was das bedeutet und was ich jetzt tun muss. Sie meint, man müsse zu einem Spezialisten und das MRT noch einmal mit Kontrastmittel machen. Ich habe eine Allergie gegen Kontrastmittel, aber das ist jetzt wohl das geringfügigste Problem. Also, am besten in eine Klinik? Sie nickt.

Wir verlassen das Restaurant, und direkt noch während wir zurück zu meinem Auto gehen, das in der Nähe der Praxis geparkt ist, rufe ich meinen von mir getrennten Mann Mathias an. Zum Glück geht er direkt ans Telefon. Ich berichte ihm mit tonloser Stimme von der Diagnose. Er ist noch im Büro. »Ich komme sofort, Ulrike. Wo bist du?« Wenig später trifft er bei meinem Auto ein, und wir fahren gemeinsam zu mir nach Hause. Ich erinnere mich nicht, ob ich geweint habe. Ich glaube nicht. In dem Moment, als die Diagnose meinen Verstand erreicht hat, schalten mein Kopf, mein Herz und mein Körper auf Kampfmodus. Als Schutzmantel blende ich Gefühle aus, ich will jetzt einfach so schnell wie möglich das tun, was ich tun muss – um zu überleben.

»Ab jetzt ist die Onkologie für Sie zuständig«

Ich habe morgens um neun Uhr einen Termin in der MRT-Abteilung eines Krankenhauses. Dem Radiologen habe ich vorab bereits die Bilder gesendet, die in der Praxis meiner Freundin gemacht wurden. Ich hatte ihn vor meinem Termin gegoogelt – auf dem Foto sieht er ernst und vertrauenswürdig aus. Genauso erscheint er mir jetzt auch im persönlichen Kontakt, als er mich als Erstes in einen Raum bittet, in dem er mit mir gemeinsam die gesendeten Bilder betrachtet. Er bestätigt die Diagnose meiner Freundin und meint unumwunden: »Frau Döpfner, trotz Bildgebung ohne Kontrastmittel kann ich bereits sehen, dass Sie eine ernsthafte Erkrankung haben.« Ich schlucke und lasse keine Gefühle zu. Das klingt schwerwiegend. In diesem Moment weiß ich dankenswerterweise noch nicht wie schwerwiegend. Ich höre seine Worte, verstehe auch, dass es sehr ernst sein muss, aber irgendwie fühle ich es nicht – zum Glück. Ich werde nun zu einer leeren Stuhlreihe in einem Gang geleitet, auf der ich auf das MRT mit Kontrastmittel warten muss. Gegen eine allergische Reaktion nehme ich vorab Anti-Histamine. Während ich warte, sehe ich einen Vater kommen, der seinen kleinen Sohn an der Hand hält, der auch ein MRT machen muss. Wie schlimm es als Elternteil sein muss, sein Kind hier untersuchen zu lassen, denke ich. Es ist schon für Erwachsene Angst einflößend und deprimierend, hier in diesen düsteren Gängen auf die Untersuchung und Diagnose zu warten. Wie schwierig muss es sein, sein Kind zu beruhigen, wenn man selbst mit den schlimmsten Ängsten zu kämpfen hat.

Nach einiger Zeit kommt eine MRT-Assistentin und bringt mich in den MRT-Raum. Sie spricht wenig, gibt nur die nötigsten Anweisungen, lächelt kein einziges Mal und versucht in keinster Weise, mit mir in Verbindung zu gehen. Na ja, denke ich – für sie ist es ein Tag wie jeder andere, für mich ist es eine lebensentscheidende Untersuchung, und ich habe solche Angst. Ein freundliches Wort oder ein Lächeln würden guttun, von ihr kommt weder das eine noch das andere. Im Gegenteil, sie tadelt mich nach der Bildgebung, dass sie mir doch gesagt hätte, ich solle die Umkleidekabine von innen abschließen – das hatte ich in meiner Aufregung wohl nicht mitbekommen. Sie entlässt mich ohne Gruß und mit strengem Blick, und ich warte nun wieder im Gang auf den Arzt, um die Auswertung der Untersuchung zu erhalten. Er bestätigt wenig später die Diagnose des Liposarkoms, eines bösartigen Tumors des Weichteilgewebes, der sich bei mir im Bauchraum angesiedelt und bereits an einige Organe angeheftet hat. Ich frage ihn, wie es nun weitergeht. Er meint, dass man wohl erst versuchen würde, mit einer Chemotherapie den Tumor zu verkleinern, um ihn im Anschluss besser operieren zu können. Warum denn nicht gleich das Biest operieren und so schnell wie möglich aus meinem Körper entfernen, denke ich. Bestürzt frage ich, ob eine Chemotherapie wirklich notwendig sei. Er meint, wenn die Ärzte beschließen würden, eine Chemotherapie machen zu können, um den Abstand des Tumors zu den angrenzenden Organen zu verringern, sei das gut, weil man sich dann ein besseres OP-Ergebnis erhoffe. O.k. – ich verknüpfe also sofort in meinem Kopf den angstbesetzten Begriff »Chemotherapie« mit »gut«. Es ist im Nachhinein erstaunlich, wie flexibel das Bewusstsein im Angesicht eines Überlebenskampfes sein kann. Zum Abschluss und bevor er mir erklärt, wie ich von der Radiologie in die Onkologie komme, sagt der Radiologe folgenden Satz, der ein neues Kapitel in meiner Biografie einleiten wird: »Ich wünsche Ihnen alles Gute – ab jetzt ist die Onkologie für Sie zuständig.« Wieder so ein Moment, in dem ich kurz das Gefühl habe, ins Bodenlose fallen zu müssen. Onkologie – ein Begriff, den ich mit Schläuchen, Menschen ohne Haaren und Leiden in Verbindung bringe, den ich bisher gemieden habe und mit dem ich mich glücklicherweise nie hatte beschäftigen müssen. Nicht bei mir, nicht in meinem Umfeld. Nun ist es so weit. O.k., denkt mein flexibles Gehirn, das nur eines will, nämlich überleben: Nun ist also die Onkologie für mich zuständig.

Ein Glücksfall

Während ich also von der Radiologie in die Onkologie gehe, versuche ich, ruhig zu bleiben. Ich nehme nicht den direkten Weg durch das gegenüberliegende Gebäude hindurch, so wie es mir der Radiologe erklärt hat, sondern laufe um das Gebäude herum, um etwas frische Luft zu tanken. Die Septembersonne ist mild und angenehm, die Kastanienbäume mit den braun gefärbten Blättern und den dicken Kastanien sind so schön – Natur ist immer sehr tröstlich für mich, und ich halte mein Gesicht kurz mit geschlossenen Augen in die Sonne. Ich möchte Kraft tanken, bevor ich die Onkologin treffe, die für meine Behandlung zuständig sein wird. Ich habe keine Ahnung, was mich in der Onkologie erwarten wird. Ich stelle es mir auf jeden Fall düster und unangenehm vor.

Die Ärztin erwartet mich schon, als ich an ihre Sprechzimmertür klopfe. Hinter ihrem Schreibtisch sitzt eine hübsche blonde Frau mit strahlend blauen Augen. Sie begrüßt mich mit einem offenen Lächeln und bittet mich, vor ihr Platz zu nehmen. Ich weiß ehrlich gesagt nicht mehr genau, was sie in diesem ersten Gespräch sagt. Ich weiß, dass ich viele Fragen stelle und auf alle Antworten erhalte – unter anderem, dass meine Haare ausfallen werden durch die Chemotherapie, dass ich voraussichtlich sehr geschwächt sein werde und dass ich immer eine Pause zwischen den Therapieblöcken haben werde, in der ich mich erholen könnte. Ob ich mein geliebtes Trampolinspringen fortsetzen könnte, frage ich. Ja, am Ende des Pausenblocks sicherlich. Sie erwähnt, dass in der Pausenphase zwischen zwei Therapiezyklen immer eine Phase eintreten wird, in der die Leukozyten im Blut sehr abfallen werden. Zu diesem Zeitpunkt wird mein Körper besonders immungeschwächt sein. Das macht mir natürlich sofort Sorgen, denn mir ist klar, dass die geplante Chemotherapie in die Herbst- und Winterzeit fallen wird, in die Zeit also, in der die Virus- und Infektionszahlen wieder ansteigen werden.

Sie erläutert mir das Prozedere, das für mich angedacht ist – sechs Therapieblöcke à fünf Tage im Krankenhaus, davon drei, an denen ich die Chemotherapie erhalte, und zwischen den Therapiephasen immer zweiwöchige Pausen, in denen ich mich zu Hause erholen kann. Ob ich die Therapie nicht ambulant machen könnte, frage ich. Nein, erwidert sie, die Medikamente, die ich erhalten werde, seien sehr stark, das müsste, vor allem wegen der möglichen Nebenwirkungen, klinisch überwacht werden. Ich frage, wann wir die Therapie beginnen können. Sie sagt in einer Woche. Ich überschlage die Zeit im Kopf und meine zu ihr, dass ich dann wohl etwa zu Weihnachten mit der Chemotherapie fertig sei. Sie nickt und führt aus, dass ich mich danach etwas erholen und Kraft sammeln könnte, bevor die Operation dann Anfang nächsten Jahres stattfinden könne. Es ist Mitte September, ich werde also den ganzen Herbst und Winter mit der Therapie, Operation und dann mit der Erholung davon beschäftigt sein. Wieder einer dieser Momente, in denen ich schlucke, meinen Kampfmodus stärker aktiviere, meine Tränen unterdrücke und keine Gefühle zulasse. Sie sagt, dass ich alles noch einmal überdenken kann und ihr Bescheid geben soll, ob ich die Therapie antreten möchte.

Ich möchte, definitiv. Hauptsache, man kann etwas gegen diesen Tumor machen, denke ich und bin bereit für den Kampf.

Diese Chemotherapie wird sehr schnell sehr real. Für die nächste Woche wird das Einsetzen des Ports vereinbart. Ein Port ist ein Katheter-System, das in das Unterfettgewebe der Haut implantiert wird, das durch die Haut punktiert werden kann und über das die Chemotherapie in den Körper eingeführt werden kann. Außerdem wird der Tumor zur präziseren Diagnosestellung punktiert werden.

Unabhängig vom Inhalt der Information, den die Onkologin mir übermittelt, erinnere ich mich vor allem daran, wie sie mir auf meine Fragen antwortet. Um es auf eine Formel zu bringen: Sie ist sachlich, kompetent und gleichzeitig warmherzig und empathisch. Diese Kombination erlebe ich nicht oft bei Ärzten. Meistens sind sie sachlich und wenn man Glück hat kompetent, aber es mangelt oft an empathischem Verhalten. Nicht so bei dieser Ärztin. Und was besonders wichtig ist: Sie vermittelt Hoffnung. Zu diesem Zeitpunkt ist mir bereits klar, dass meine Behandlung kein Spaziergang werden wird. Es gelingt ihr das Kunststück, so zu kommunizieren, dass sie zwar alle Fakten auf den Tisch legt und auch über die unangenehmen Nebenwirkungen und Risiken der Therapie spricht, meine Angst durch das Gespräch jedoch nicht größer wird. Mit ihrer kompetenten, zugewandten, empathischen und irgendwie frischen sowie schwungvollen Art vermittelt sie mir Optimismus. Sie ist ein Glücksfall. Ich vertraue ihr sofort und fühle mich von Anfang an gut aufgehoben bei ihr.

Wofür möchte ich weiterleben?

Nach all den Arztterminen und -gesprächen der letzten Tage und den vielen neuen Informationen, die ich aufnehmen und verarbeiten muss, kommt der Moment, an dem ich zu Hause und allein mit meinen Gedanken bin. Ich mache mir klar: Ich bin schwer erkrankt und werde nur überleben, wenn ich den Kampf aufnehme und ihn mit all meiner Kraft kämpfen werde. Auch wenn ich die Details der Krankheit und Therapie noch nicht genau kenne, ist mir bewusst, dass ich es nur schaffen kann, wenn ich alles gebe. Und in diesem Moment frage ich mich tatsächlich selbst sehr klar und irgendwie auch sehr rational, so wie ich wahrscheinlich einen Patienten fragen würde, der mich in so einer Situation um therapeutische Hilfe bitten würde: Wofür möchte ich weiterleben? Warum möchte ich kämpfen?

Die Antwort kommt mir sofort: Ich möchte meine Enkelkinder erleben und meine Söhne und ihre zukünftigen Familien unterstützen. Ich möchte für sie da sein. Diese Einsicht verschafft mir eine tiefe Klarheit und hilft mir, meine Kräfte zu bündeln und mich auf meinen Heilungsprozess zu konzentrieren.

Tatsächlich fange ich an, mir vorzustellen, was ich meinen Enkelkindern gern für Wissen übermitteln würde, was ich ihnen zeigen und was ich mit ihnen erleben möchte und wie ich meine Söhne unterstützen würde. Diese positiven Visionen geben mir Kraft. Ich möchte als Mutter und (hoffentlich zukünftige) Großmutter stark sein. Auch wenn es vielleicht vermessen klingen mag – ich möchte meinen Jungs ein Vorbild sein, will kämpfen und tapfer sein. Das aktiviert sofort Energie und eine klare Haltung in mir, was ich als sehr hilfreich empfinde.

Zum Glück kommt bei mir nie die »Warum ich?«-Frage auf. Ich empfinde, dass ich bisher sehr viel Glück im Leben gehabt habe, und denke: Nun bin ich dran. Instinktiv verschwende ich keine Zeit mit der Frage, weshalb es mich getroffen hat. Eine Freundin, die vor Jahren an Brustkrebs erkrankt war, erzählte mir damals, dass sie sich fragte: »Weshalb ich? Warum ich – ich habe doch niemandem etwas Böses getan.« Ich glaube nicht, dass man krank wird, weil man Böses getan hat. Die »Warum ich?«-Frage blockiert uns in unserem Lösungsstreben und in unserer Kämpfer-Energie, die benötigt wird, um schwierige Situationen zu meistern. Mit dieser Frage verharrt man in der Opferposition und verschwendet wertvolle Energie mit Überlegungen, die nicht konstruktiv sind, sondern zu Ungerechtigkeits- und Ohnmachtsgefühlen führen. Es ist naheliegend und sicher auf eine Art auch verlockend, sich damit zu beschäftigen, aus eigener Erfahrung jedoch kann ich nur empfehlen, sich davor zu schützen und sich bewusst zu entscheiden, die Energie in die Lösung und den Kampf zu leiten und nicht in Überlegungen, warum es einen getroffen hat.

Als Psychologin denke ich aber natürlich darüber nach, ob ich zu viel Stress hatte, der an der Entwicklung der Krankheit beteiligt war. Ich weiß, dass es einige Tumore gibt, bei deren Entstehung Stress eine mitwirkende, ursächliche Rolle spielt. Eine der ersten Fragen, die ich meiner Onkologin stelle, ist, ob etwas über die Ursachen dieses Tumors bekannt ist. Sie verneint und erläutert, dass es ein seltener Tumor ist, den sie als »Schicksalskrankheit« bezeichnet. Irgendwie entlastet mich das von meinen Gedanken, ob etwas an meinem Lebensstil zu der Krankheit geführt haben könnte, und ich versuche, mich nicht mehr damit zu befassen, denn das raubt mir im Moment nur wertvolle Energie.

Ich bin in dieser Zeit extrem konzentriert. Extrem konzentriert darauf, meine Energie für den Überlebenskampf zu bündeln – physisch, emotional und mental.

Was mir vor der Chemotherapie guttut

Von dem Moment meiner Diagnose an kümmert sich Mathias um die medizinische Recherche und Kontaktaufnahme sowie den Austausch mit den behandelnden Ärzten. Ich bin so dankbar, dass er mir das abnimmt, und ich vertraue seinem Urteil blind. Er hat sofort recherchiert, wer die Chirurgen sind, die mich operieren würden, und hat mit ihnen Kontakt aufgenommen. Er hat einen hervorragenden Eindruck von ihnen. Wir treffen uns am Abend, nachdem ich die Onkologin kennengelernt habe, und er berichtet mir. Ich werde dieses Gespräch nie vergessen, denn Mathias vermittelt mir, dass alles gut werden wird und ich nach der OP ein normales Leben führen können werde. Das habe der Chirurg gesagt, der glücklicherweise auf meine Art von Tumor spezialisiert ist. Ich sehe ihn immer wieder an und frage: »Ist das wirklich so, hat er das gesagt?«, und er bejaht mit glücklichem Gesichtsausdruck. Er berichtet von seinen Eindrücken des Gesprächs und von der Tatsache, dass diese beiden Chirurgen, die im Team arbeiten, wohl für meinen seltenen Tumor zu den besten in Europa gehören. Wieder denke ich: Was für ein Glück!

Wir sind froh, dass es diese Spezialisten gibt, und stellen die Wahl dieses Krankenhauses nicht infrage. An diesem Abend stoßen wir mit einer wunderbaren Flasche Rotwein auf meine Gesundheit an. Ich bin froh über die guten Neuigkeiten, die Mathias recherchiert hat, und sein Optimismus steckt mich an – ich fühle mich an diesem Abend viel leichter als an allen Tagen seit der Diagnose.

Obwohl ich eine Person bin, die sich gern Hintergrundwissen zu Dingen, die sie beschäftigen, aneignet und dementsprechend oft im Internet recherchiert, habe ich während meiner Krankheitsphase und danach nicht ein einziges Mal im Internet etwas zu meiner Krankheit oder Therapie gegoogelt. Ich erhalte alle relevanten Informationen von Mathias oder direkt von den Ärzten. Ich möchte mich nicht durch das, was ich möglicherweise im Internet lese, verunsichern oder verängstigen lassen. Da ein Freund von Mathias einige Jahre früher an demselben Tumor wie ich erkrankt war, hatte er sich bereits mit dieser Krankheit beschäftigt und konnte mir von Anfang an einiges dazu erklären. Ich baue tatsächlich gleich nach Erhalt meiner Diagnose einen sehr engmaschigen Filter ein, mit dessen Hilfe ich Informationen und Einflüsse sehr stark selektiere und genau filtere, was ich an mich heranlasse und was nicht. Das betrifft nicht nur Informationen über meine Krankheit, sondern auch Filme, Musik und Bücher. Ich habe den Eindruck, dass ich jetzt sehr genau wählen muss, was ich aufnehme, und nicht einfach konsumieren kann, denn ich brauche Einflüsse und Eindrücke, die mich aufladen und mir guttun. Ich bin in dieser Zeit sehr konzentriert auf meine Seelenhygiene und meine innere Balance.

Nachdem die Diagnose und das medizinische Vorgehen feststehen, kommt die schwierige Aufgabe auf uns zu, unseren Kindern, die zum Glück alle erwachsen sind, von der Krankheit und dem, was nun ansteht, zu berichten. Wir sagen den Kindern, die alle aus dem Haus sind, dass wir gern einen gemeinsamen Zoom Call mit ihnen machen würden. Es ist gar nicht so einfach, einen Termin zu finden, an dem alle fünf Familienmitglieder miteinander sprechen können, aber wir schaffen es an dem Wochenende nach der Diagnose. Ich habe große Angst vor dem Gespräch, denn es tut mir so leid, unseren Kindern eine solch belastende Nachricht überbringen zu müssen. Wir berichten ihnen von dem Tumor und dass er zum Glück operabel ist, dass erst eine Chemotherapie gemacht werden muss und wir Top-Spezialisten für diese Erkrankung gefunden haben. Ich schaffe es, nicht zu weinen. Die Reaktionen unserer Kinder sind großartig. Tapfer sind sie, und sie wollen einfach mehr wissen und stellen viele Fragen, die wir zum Glück beantworten können. Mathias hat zum Zeitpunkt meiner ersten Chemotherapie eine nicht verschiebbare USA-Reise geplant. Unser ältester Sohn sagt, dass er anreisen und mich begleiten wird. Er erlaubt keine Widerrede, und ich bin ihm dankbar.

In diesen Tagen informiere ich meine engste Verwandtschaft, die engsten Freunde und Freundinnen, auch das fällt mir nicht leicht. Am liebsten würde ich mich einigeln und niemandem etwas erzählen. Ich bin so mit mir und meinen Sorgen und Ängsten beschäftigt, dass es mir schwerfällt, mit dieser belastenden Diagnose nach außen zu gehen. Natürlich ist es richtig, dass ich die liebsten Menschen in meinem Leben informiere. Ihre Reaktionen reichen von Schockiertheit bis Ratlosigkeit, insgesamt tun sie mir jedoch gut. Ich weiß, dass sie alle gern helfen würden, im Moment können sie es jedoch nicht. Ich möchte mich jetzt sortieren und konzentrieren sowie mich seelisch und körperlich auf das vorbereiten, was kommen wird. In dieser Zeit kommuniziere ich per Telefon und Nachrichten mit meinen Freunden, ziehe mich jedoch ansonsten sehr zurück. Ich weiß, dass nahestehende Menschen in einer kritischen Situation wie dieser gern helfen möchten und dass ein rückzügiges Verhalten des Patienten für sie belastend ist und hilflos macht, aber ich kann nicht anders, als mich zurückzuziehen.

Auch die Lektorin meines Buchs, an dem ich gerade arbeite, informiere ich über meine Krankheit, und ich bitte sie darum, den Erscheinungstermin des Buchs zu verschieben. Sie reagiert mit großem Verständnis, was mich sehr erleichtert.

Ich mache in diesen Tagen regelmäßig Sport, gehe viel spazieren und meditiere intensiv. Das Meditieren hilft mir sehr, meine innere Balance zu halten. Ich habe seit langer Zeit vom Nutzen der Meditation gewusst, aber nie richtig Zugang zu ihr gefunden, bis ich vor einigen Jahren auf die Bücher des Autors Joe Dispenza stieß. Er ist aufgrund einer eigenen Erkrankung in jungen Jahren und deren Heilung, die er auf sein Meditieren zurückführte, sehr interessiert an dem Thema Spontanremissionen und grundsätzlich an dem Thema Heilung durch Meditation. Da mich der Zusammenhang zwischen Körper und Psyche schon immer interessierte und in diesem Bereich auch noch die Seele eine Rolle spielt, fand ich endlich Zugang zum Meditieren, zunächst hauptsächlich durch die von ihm entwickelten Meditationen. Im Sommer kurz vor meiner Diagnose betrachtete ich auf seiner Website fasziniert diverse Videos von Personen, die berichteten, wie sie sich durch das Meditieren von unterschiedlichsten körperlichen oder psychischen Erkrankungen hatten heilen können. Irgendwann klappte ich meinen Laptop zu und dachte bei mir – das ist doch verrückt, dass ich mich mit diesen Krankengeschichten beschäftige, ich sollte jetzt aufhören damit. An jenen Moment muss ich in diesen Tagen denken, als das Meditieren mir so viel Erleichterung verschafft. Jetzt bin ich sehr dankbar, dass ich Zugriff auf diese Möglichkeit habe, meinen Geist für einen Moment zur

Ruhe kommen zu lassen und für einen Augenblick die Gedanken herunterzufahren. Irgendwie seltsam, dass ich mich mit diesen Krankengeschichten beschäftigte, und im Nachhinein doch wunderbar – die Beispiele von Menschen, die Heilung von allen möglichen, auch schwerwiegenden Diagnosen erfahren haben, machen mir Hoffnung.

Der Tag der ersten Chemotherapie rückt näher. Irgendwie wünsche ich mir, dass er kommt, damit etwas gegen dieses schnell wachsende Ungetüm in meinem Bauchraum getan wird, andererseits habe ich große Angst davor. Am Tag vor dem Behandlungsbeginn reist unser ältester Sohn Moritz an. Als ich ihn vom Flughafen abhole, erstrahlt ein riesiger Regenbogen am Abendhimmel. Solch einen Regenbogen im perfekten Halbkreis habe ich noch nie gesehen. Ich fotografiere ihn und deute ihn als gutes Zeichen.

Moritz' Gegenwart ist wohltuend. Er ist positiv, empathisch, hilfsbereit und verbreitet einfach nur wärmende Liebe. Wir spazieren, reden viel, essen gut und betrachten den Sonnenuntergang zusammen. Das Schnitzel, das ich an diesem Tag mit Moritz bei milder Spätsommerstimmung in einem Gartenlokal genieße, ist die letzte Hauptmahlzeit vor der Chemotherapie – das köstliche Gericht wird im Nachhinein von meinem Gehirn mit der Übelkeit verknüpft werden, die als Nebenwirkung der Chemotherapie auftreten wird. Bis heute kann ich kein Schnitzel essen. Doch das weiß ich an jenem Tag noch nicht. Ich bin glücklich, ihn mit Moritz zu verbringen, und unendlich froh darüber, dass er mich am nächsten Tag begleiten wird.

Der erste Chemotherapie-Zyklus

Morgens um acht Uhr soll ich auf der Onkologiestation sein, davor muss ich mich im Krankenhaus anmelden. Ich unterschreibe unzählige Papiere, ohne sie zu lesen, und wundere mich, dass das im 21. Jahrhundert noch nicht digital geregelt wird. Mit meinem kleinen Koffer gehen Moritz und ich dann auf die Station. Ich werde freundlich von einer Schwester empfangen, und mir wird mein Zimmer zugewiesen. Auf dem Flur kommt mir eine Patientin ohne Haare, mit einem Tuch auf dem Kopf, entgegen. Sie ist sehr dünn und sieht ausgezehrt aus. Oje, denke ich. In die Patientenzimmer kommt man nur durch eine Schleuse, in der ein Desinfektionsgerät hängt, mit dem sich jeder, der die durch die Therapie immungeschwächten Patienten aufsucht, die Hände desinfiziert. Das sieht ernst und auch angsteinflößend aus. Noch fühle ich mich topfit, aber mir ist klar, dass sich das wohl bald ändern wird. Irgendwie fühlt sich alles irreal an. Ich habe Glück, mein Zimmer hat einen schönen Blick auf wunderbare, alte Bäume und befindet sich unweit eines Kindergartens – so kann ich das wunderschöne Geräusch von aufgeregten

Kinderstimmen hören. Ein Stück Normalität in dieser Zone der Nicht-Normalität.

Ich werde von einer Schwester eingewiesen. Ich soll aufpassen beim Zähneputzen, dass ich mir nicht kleine Wunden im Zahnfleisch zuziehe, die sich entzünden könnten. Sie empfiehlt mir, deshalb während der Therapie eine weiche Zahnbürste zu benutzen, außerdem soll ich schon heute anfangen, mit einem Mittel zu gurgeln, um Pilzinfektionen im Mundraum zu vermeiden.

Morgens wird noch Blut abgenommen, und am Nachmittag ist es so weit, die erste Chemotherapie beginnt. Vor der Gabe werden mir noch einmal alle möglichen schrecklichen Nebenwirkungen aufgezählt, die eintreffen können, aber nicht müssen. Mir wäre es lieber gewesen, sie nicht zu erfahren, aber die Ärzte müssen die Erkrankten darüber aufklären. Von einem Beutel wird das erste Medikament über einen Schlauch durch den Port in meinen Körper geleitet, das dauert etwa eine Stunde, direkt im Anschluss wird das nächste Medikament gegeben. Dann muss man mindestens zwölf Stunden Pause machen, bevor die nächste Dosis verabreicht wird.

Moritz sitzt neben meinem Bett, als ich den Beginn der Chemotherapie offiziell willkommen heiße – »Herzlich willkommen, Chemotherapie«, sage ich. »Bitte hilf mir, den Tumor zu bekämpfen.« Ich, die jegliche Medikation, selbst Paracetamol, gemieden hat, soweit es ging, und im Wesentlichen auf Naturheilmittel und Nahrungsergänzungsmittel gesetzt hat, heiße diese Chemiekeule willkommen. Die Einnahme meiner Nahrungsergänzungsmittel habe ich vor Therapiebeginn mit meiner Onkologin abgestimmt – ich soll sie während der Behandlung erst einmal vollständig weglassen. Meine geliebten Vitamine & Co, die ich als so stärkend empfinde, in dieser Phase wegzulassen, fällt mir schwer. Ich vertraue jedoch meiner Onkologin und mache genau das, was sie sagt. Grundsätzlich bin ich ein Mensch, der viel hinterfragt und immer über alle Handlungsoptionen nachdenkt – es tut mir sehr gut, hier einfach loszulassen und dem medizinischen Urteil meiner Ärztin zu vertrauen. Vielleicht ist das auch so ein psychischer Notfallmodus, der sich einstellt, wenn es um Leben und Tod geht – da kann man es sich einfach nicht mehr leisten, Energie zu verschwenden, indem man sich in Zweifeln verliert.

Ich werde drei Tage lang das Medikament bekommen, und bei mir stellt sich Übelkeit als die übliche Nebenwirkung ein. Ich kann kaum etwas essen, geschweige denn das Essen, was im Krankenhaus angeboten wird. Intensive Gerüche lösen Brechreiz aus, meinen geliebten Kaffee kann ich nicht riechen und trinken schon gar nicht. Das erinnert mich an meine Schwangerschaften, in denen ich auch so geruchsempfindlich war. Am dritten Tag bitte ich um Zwieback, daran kann ich zum Glück knabbern. Mit der Übelkeit kommt auch der Ekel. Ich bin erstaunt über den Zustand der Zimmer. Sie sehen aus, als ob sie seit Jahrzehnten nicht renoviert wurden. Der Ständer, an dem die Medikamente aufgehängt sind, ist rostig – wirklich wahr, rostig. Ich frage mich, ob das hygienisch ist.

Während der langen Therapietage sind es die Schwestern und Pfleger, die die Stunden für mich erträglich machen. Schwester Jane berichtet von ihrer Liebe zu Griechenland und ihrer Unabhängigkeit. Sie ist in meinem Alter, eine starke Frau mit ansteckend guter Laune. Der italienische Pfleger Filippo kümmert sich rührend und fragt mich immer, ob ich noch einen Kamillentee möchte – ich möchte eigentlich immer, weil ich mir einbilde, dass er gegen die Übelkeit hilft. Er erzählt von seiner Heimat, die ich liebe, und seinen anstrengenden Renovierungsarbeiten, die er immer nach der Arbeit in seiner Wohnung ausführt. Trotz aller beruflichen und privaten Belastungen hat er immer ein Lächeln, ein liebes Wort oder einen Kamillentee für mich. Als mein fast dreißigjähriger Sohn zu Besuch kommt, bringt er ihm ein Lutscheis als Erfrischung – die Kinder bekommen Eis in Italien, so hält er es auch hier, egal, wie alt sie sind. Seine liebenswürdige Energie zaubert mir trotz aller Übelkeit immer wieder ein Lächeln ins Gesicht.

Bevor ich nach der Therapie das Krankenhaus verlasse, wird mir eine Onkologin in der Nähe meines Zuhauses empfohlen. Dort soll ich in der darauffolgenden Woche meine Blutwerte prüfen lassen, denn die Leukozyten müssen überwacht werden. Sinken sie zu sehr herab, müssen mir prophylaktisch Antibiotika verschrieben werden, um Infekte zu vermeiden. Das macht mir alles Angst. Ich hoffe, dass mein Körper stark genug sein wird, um mit den Folgen der Chemotherapie fertigzuwerden.

Als Mathias mich aus dem Krankenhaus abholt und wir im Auto mit den Ledersitzen, deren Geruch ich gerade überhaupt nicht ertragen kann, nach Hause fahren, müssen wir während der Fahrt abrupt anhalten. Ich übergebe mich am Straßenrand. Ich bin schwach, und mir ist hundeelend zumute. Es ist das einzige Mal in dieser gesamten Phase, dass kurz der Gedanke aufblitzt: Wenn dieser Zustand über Wochen anhält, will ich nicht mehr.

Therapiepause

Nun habe ich zwei Wochen Zeit, in denen ich mich zu Hause ausruhen kann – in meinem eigenen Bett schlafen, mein eigenes Essen essen, wann ich möchte und welches ich möchte, mein eigenes Bad benutzen und vor allem in meinem Garten frische Luft atmen. Frische Luft ist Lebenselixier für mich, und ich war zwar ab und zu während der Therapie auf dem Klinikgelände spazieren – den rostigen Ständer mit den anhängenden Medikamenten mitzuführen, machte Spaziergänge jedoch recht mühselig.

Ich fühle mich nach der Klinikentlassung sehr schwach, und mir ist sehr übel, doch auf meine Frage an Ärzte und Schwestern, wie lange es mir so schlecht wie jetzt gehen wird, kann niemand eine zuverlässige Antwort geben. Wenn man nicht weiß, wie lange ein unangenehmer Zustand andauern wird, ist er schwieriger zu ertragen, als wenn man weiß, dass er nach einer bestimmten Zeit mit Sicherheit besser wird. Die Übelkeit und Unsicherheit sind eine unangenehme Kombination, und ich versuche, meine innere Balance mit Meditation zu stabilisieren. Für das Trampolinspringen bin ich zu schwach. Mir fehlt mein Sport an der frischen Luft. Stattdessen gehe ich morgens mit Kopfhörern in den Garten, mache meine Lieblingsmusik an und tanze an der frischen Luft. Das tut gut! Jeden Tag schaffe ich ein Lied mehr, und die Kombination aus frischer Luft, Bewegung und Musik übt ihre Magie aus und hebt meine Stimmung und mein Energielevel. In diesen Momenten muss ich an eine Freundin denken, die mir vor vielen Jahren einmal erzählte, dass sie jeden Morgen in ihrem Garten einen Baum umarmen würde und dass die Nachbarn bestimmt denken würden, dass sie verrückt sei. In meiner neuen Rolle als Patientin habe ich eines sehr schnell gelernt: Man darf sich keine Gedanken darüber machen, wie man aus der Außenperspektive von anderen Menschen wahrgenommen wird. Das empfand ich so, als ich zum ersten Mal mit dem rostigen (und quietschenden!) Medikamentenständer und den anhängenden Medikamenten und Gerätschaften auf das Klinikgelände ging. Wenn ich früher bei Krankenhausbesuchen Patienten, die solche Gerätschaften mit sich führten, gesehen habe, löste dieser Anblick Angst bei mir aus, sie taten mir leid, und ich empfand insgesamt Gefühle des Unbehagens. Als ich dies das erste Mal selbst tat, empfand ich ebensolche unangenehmen Gefühle, so in die Welt zu gehen. Das dauerte aber nur kurz an, und ich entschied, dass ich nicht eine Sekunde damit verlieren dürfte, Energie daran zu verschwenden, wie ich wirken würde oder nicht. Das musste mir ab sofort völlig egal sein, denn ich brauchte meine ganze Energie, um diesen Tumor in meinem Bauchraum zu bekämpfen. Insofern ist es mir auch egal, ob meine Nachbarn denken, dass ich verrückt geworden bin, wenn sie mich möglicherweise morgens allein in meinem Garten tanzen sehen.

Ich habe Medikamente gegen Übelkeit von der Klinik mitbekommen, und nach vier Tagen kann ich die Dosis reduzieren. In den nächsten Tagen ebbt die Übelkeit deutlich ab, und damit einhergehend beginnen meine Lebensfreude und meine Lebensenergie wieder zu wachsen. Doch nun fängt die Phase an, über die ich in der Klinik aufgeklärt wurde: Die Leukozyten sinken, und ich bin in dieser Zeit besonders ansteckungsgefährdet. Unser mittlerer Sohn möchte mich besuchen, und ich würde mich so sehr über seinen Besuch freuen, doch ich sage ihm, dass ich erst prüfen lassen muss, wie hoch der Leukozyten-Titer ist, um einschätzen zu können, wie ansteckungsgefährdet ich bin. Meine Blutuntersuchung ergibt, dass die Leukozyten sehr niedrig sind, und mir werden prophylaktisch Antibiotika verschrieben. Dieser Titer und die notwendige Antibiotikatherapie deprimieren und verunsichern mich. Ich habe in den letzten Jahren Antibiotika gemieden wie der Teufel das Weihwasser, und nun muss ich in meinem geschwächten Zustand auch noch diese Medikamente nehmen, die bekannterweise negative Auswirkungen auf die Darmflora und somit auf das Immunsystem haben. Mein Sorgenkarussell beginnt sich zu drehen, doch meine behandelnde Onkologin im Krankenhaus beruhigt mich und sagt, dass dieser Titer zu erwarten gewesen sei und nichts Außergewöhnliches wäre und die Antibiotika in diesem Fall einfach unausweichlich seien, denn würde ich jetzt beispielsweise eine Lungenentzündung bekommen, wäre dies in meinem Zustand viel zu schwächend. Das leuchtet mir ein. Ich ziehe mich zu Hause zurück, treffe außer Mathias niemanden, denn ich möchte mir nicht irgendeinen Infekt einfangen, der mich schwächen und meine Therapie verzögern würde.

Meine Onkologin hatte mir angekündigt, dass in dieser Phase meine Haare anfangen würden auszufallen. Das tun sie. Wenn ich meine Haare bürste, stecken hinterher große Haarbüschel in der Bürste. Ich entscheide mich, sie mir schneiden zu lassen. Da ich mir in meinem geschwächten Zustand nicht vorstellen kann, meiner Friseurin in ihrem Salon einen Besuch abzustatten, kommt mir das Angebot einer Bekannten sehr entgegen, die einen Friseursalon führt und von sich aus anbietet, zu mir nach Hause zu kommen und mir die Haare zu schneiden. Ich bin so dankbar dafür und nehme das Angebot von Bea gern an. An ihrem freien Tag kommt sie mit ihren Utensilien zu mir nach Hause. Wir gehen in mein Bad, ich habe einen Stuhl hineingestellt, auf den ich mich setze. Ich kann mich nicht im Spiegel sehen und verfolge lediglich, wie lange Strähnen meiner blonden Haare auf den Boden fallen. Für einen kurzen Moment überkommt mich ein Anflug von Traurigkeit oder vielleicht eher Wehmut, den ich sofort unterdrücke. Meine Haare sind im Moment wirklich mein geringstes Problem, sage ich mir – und glaube es mir auch. Mit dem Ergebnis, das ich wenig später im Spiegel betrachte, bin ich sehr zufrieden. Lange wird diese schicke Kurzhaarfrisur meinen Kopf aber nicht schmücken, denn innerhalb der nächsten beiden Wochen fallen meine Haare komplett aus. Meine gute Freundin Antonia bietet mir immer wieder an, mit mir eine verrückte Perücke auszusuchen, vielleicht mit roten oder braunen Haaren, aber ich lehne dankend ab. Meine Friseurin hat mir gesagt, dass Perücken auf der Kopfhaut sehr kratzen, und ich entscheide mich auch gegen Kopftücher, die Mathias so chic findet, mir aber zu kompliziert vorkommen, und bestelle weiche Beanie-Mützen aus Baumwolle. Die fühlen sich gut an, wärmen und sehen aus meiner Sicht passabel aus. Ich gewöhne mich schnell daran, diese Mützen zu tragen. Ich stelle fest, dass ich in dieser Zeit sehr genau darauf achten muss, was mir guttut, dem muss ich mehr Bedeutung beimessen als jenem, was andere mir empfehlen. Als Patientin wird man mit vielen wohlmeinenden Ratschlägen konfrontiert, die manches Mal tatsächlich für einen passen können, andere Male aber nicht. Letztendlich geht es aber immer wieder darum, zu entscheiden, was für einen selbst in dieser Zeit wohltuend ist, denn das kann man nur selbst spüren und einschätzen.

Der zweite Chemotherapie-Zyklus

Mitte Oktober geht es weiter mit der Therapiebehandlung. Dieses Mal werde ich auf einem anderen Gang der onkologischen Station untergebracht, leider kann ich nun nicht mehr die aufgeregten Stimmen der spielenden Kinder aus dem nahen Kindergarten hören. Unsere beiden älteren Söhne reisen an und begleiten mich in diesen Tagen. Ich muss die langen Tage nicht allein im Krankenzimmer verbringen, sie lenken mich ab von Übelkeit und Sorgen und heitern mich auf.

Die beiden Chirurgen, die meine Operation maßgeblich durchführen werden, besuchen mich in meinem Krankenzimmer. In meinem Krankenhaus-Outfit sitze ich auf meinem Bett, das kleine Zimmer ist mit meinen Söhnen und mir übervoll, die Ärzte bleiben im Türrahmen stehen. Für mich ist dies ein sehr wichtiger Moment. Ich lerne die Menschen kennen, die maßgeblich mein weiteres Schicksal beeinflussen werden. Wir sprechen kurz über die OP, und sie empfehlen, eine intraoperative Bestrahlung durchführen zu lassen. Dafür müsse ich, nachdem der Tumor operiert worden sei, sozusagen mit aufgeschnittenem Bauch in die Radiologie gefahren werden, um dort bestrahlt zu werden. Ich stelle mir das kurz bildlich vor und lasse es dann schnell wieder. Ich empfinde das große Glück, diesen Ärzten zu vertrauen, und wenn sie diese Maßnahme empfehlen, folge ich dem, zumal der eine Chirurg meint: »Wenn ich betroffen wäre, würde ich das bei mir machen lassen.« Mit diesem Satz ist meine Entscheidung für die intraoperative Bestrahlung gefallen. Ich frage, ob es danach die Chance gibt, dass ich geheilt sein werde. Ich erinnere mich genau an die Antwort: »Geheilt ist ein großes Wort«, sagt der eine Chirurg. Er erklärt, dass sie sich bemühen werden, den gesamten Tumor zu entfernen, dass man im Anschluss jedoch regelmäßig Kontrollen machen müsse, um zu überprüfen, ob er nicht nachwächst. Das hatte ich mir bis zu diesem Zeitpunkt noch nicht bewusst gemacht, denn ich hatte immer nur bis zur Operation gedacht.

Nach einem kurzen Gespräch verabschieden sich die Ärzte. Ich stehe von meinem Bett auf und gebe ihnen die Hand, irgendwie erscheint mir das dem Moment angemessen. Ich möchte, dass sie mich als Mensch wahrnehmen, nicht als Patientin in einem Krankenhausbett.

Nach der ersten Dosis der Medikamente schießen meine Leberwerte dermaßen in die Höhe, dass die Ärzte entscheiden, die Therapie zunächst abzubrechen und eine Leberpunktion durchführen zu lassen. Ich habe große Angst vor dem kleinen Eingriff, bei dem mit einer langen Nadel eine kleine Gewebeprobe meiner Leber entnommen wird, um zu überprüfen, ob sie gesund ist. Die Punktion an sich ist erstaunlich gut zu ertragen und zum Glück schnell vorbei, wenige Sekunden danach spüre ich allerdings einen Schmerz in meiner Schulter, als ob ein Pferd mich getreten hätte. Erschrocken frage ich den Arzt, was das sei, und er meint, dies sei ein normaler Reflex des Körpers nach der Punktion der Leber. Der Schmerz ist so stark, dass ich um ein Medikament bitte, doch so schnell wie er gekommen ist, so schnell verschwindet er, und ich brauche das Mittel nicht.

Das Ergebnis der Punktion ist glücklicherweise nicht besorgniserregend. Meine Leber ist gesund, sie scheint einfach sehr empfindlich auf die Medikamente zu reagieren. Aufgrund der hohen Leberwerte werde ich aus der Klinik entlassen, und die Chemotherapie wird abgebrochen. Eigentlich waren sechs Zyklen der Therapie geplant, nun wird die Operation vorgezogen. Das Ziel der Chemotherapie war gewesen, den Tumor zu verkleinern, sodass die Operation mit größerer Erfolgschance durchgeführt werden könnte. Einerseits mache ich mir Sorgen, dass dieses Ziel nun nicht erreicht wurde, andererseits bin ich unendlich erleichtert, mich der belastenden Prozedur der Chemotherapie nicht mehr unterziehen zu müssen.

Knapp drei Wochen nach meiner Klinikentlassung soll Anfang November die Operation stattfinden. Ich habe nun Zeit, mich von der Therapie zu erholen und mich körperlich sowie geistig-emotional auf die OP vorzubereiten. Meine größte Sorge ist, dass ich mir mit meinem geschwächten Immunsystem einen Infekt oder Virus einfange. Wie bereits in den letzten Wochen lebe ich deshalb sehr zurückgezogen. Ich möchte gestärkt in diese OP gehen. Das ist alles, was ich will.

Vor der Operation

Meine größte Herausforderung in den nächsten Wochen besteht darin, mich nicht von meinen Ängsten und Sorgen überwältigen zu lassen. Ich versuche, diesen mit Meditieren, Spazierengehen und meinem morgendlichen Tanzen im Garten zu begegnen. Ich igele mich ein, da ich bemerke, dass mich Fragen von Außenstehenden, etwa: »Was ist, wenn der Tumor nicht ganz entfernt werden kann?« oder nicht böse gemeinte, aber sehr impulsive Reaktionen wie: »Was, so groß ist der Tumor!« sehr aus der Balance bringen. Da ich genug damit zu tun habe, mich durch meine eigenen Gedanken nicht aus meiner Mitte reißen zu lassen, reduziere ich Gespräche mit Personen außerhalb meines engsten Familienkreises auf ein Minimum.

Ich spüre, wie wichtig es für mich in dieser Zeit ist, Grenzen zu setzen. Immer wieder mache ich mir bewusst, dass ich all meine Energie in den Kampf gegen den Tumor und in den Kampf für die Heilung einsetzen möchte. Deshalb konzentriere ich mich darauf, weitestgehend Reize zu vermeiden, die mir Energie für diese Kämpfe rauben. Dazu muss ich stark filtern – in wohltuende und schädliche Einflüsse. Und ich muss klar kommunizieren, damit ich mich vor schädlichen Einflüssen schützen kann. Das fällt mir als harmonieliebendem Menschen schwer, aber im Kampf um meine Gesundheit gelingt es mir besser als je zuvor.

Bald nach meiner Klinikentlassung findet ein MRT statt, in dem die Größe des Tumors analysiert wird. Er ist so gut wie unverändert, die Chemotherapie hat ihn nicht verkleinert, aber er ist zum Glück auch nicht gewachsen. Es stehen nun einige präoperative Untersuchungen und die Aufklärungsgespräche vor der OP an. Am liebsten würde ich die OP einfach machen lassen, ohne die Aufklärung über all das, was schiefgehen kann, aber das ist verständlicherweise nicht möglich. Ich erfahre, dass mir meine linke Niere entfernt werden muss, da sie zu stark vom Tumor befallen ist. Die Ärzte versichern, dass ein normales Leben mit nur einer Niere möglich ist.

Um zu prüfen, ob meine rechte Niere in der Lage sein wird, die Funktion zweier Nieren zu leisten, wird eine spezielle Untersuchung anberaumt. Wieder sitze ich frühmorgens in trostlosen Warteräumen und warte darauf, untersucht zu werden. Zum Glück begleitet mich Mathias, und es fühlt sich nicht so einsam an. So eine Krankheit und die Therapie allein durchstehen zu müssen, muss schrecklich sein. Es tut gut, die Ängste ohne viele Worte zu teilen und während der Untersuchung zu wissen, da draußen ist jemand, der auf mich wartet und mit dem ich mich darüber austauschen kann, was ich erlebt habe. Außerdem bitte ich Mathias, wann immer möglich, bei den Arztgesprächen dabei zu sein. Vier Ohren hören besser als zwei, zumal meine beiden Ohren durch Sorgen manchmal unbewusst einiges filtern oder falsch einordnen. Es entlastet mich, seinen Verstand beim Arztgespräch dabeizuhaben und zu wissen, dass er die richtigen Fragen stellt und eine sehr gute Einschätzung der Zusammenhänge besitzt.

Die Untersuchung ergibt glücklicherweise, dass meine rechte Niere voll funktionsfähig ist und, aller Voraussicht nach, keine

Probleme haben wird, die Arbeit beider Nieren durchzuführen. Ich bin erleichtert. Wieder denke ich, wie flexibel das Gehirn ist. Hätte man mir vor der Tumordiagnose gesagt, dass ich eine Niere entfernt bekommen müsse, wäre ich sicher bestürzt gewesen und hätte mir die größten Sorgen gemacht. Nun bin ich erleichtert, dass dies möglich ist.

Der Tag der Operation rückt näher. Einige Tage davor reisen alle Kinder an. Jedes Kind und Mathias machen täglich Covid-Tests, damit ich auf keinen Fall durch dieses Virus geschwächt werde, das sich theoretisch jeder eingefangen haben könnte. Die Gegenwart der Kinder tut mir sehr gut. Wieder einmal heitern sie mich auf, lenken mich ab und zeigen mir ihre Liebe. Sie sind so tapfer und stark für mich.

Am Nachmittag vor dem Beginn des Klinikaufenthalts, es ist ein milder und sonniger Sonntagnachmittag im November, versammele ich die ganze Familie im Garten. Ich habe mir Worte für sie zurechtgelegt. Auch wenn ich glaube, dass ich die OP überstehen werde, gibt es die theoretische Möglichkeit, die ich mir nicht ausmalen möchte, dass mir etwas zustoßen könnte. Ich sage meiner Familie, dass ich mich stark fühle und zuversichtlich bin, den Tumor zu besiegen. Zu jedem Familienmitglied sage ich etwas, das mir am Herzen liegt, worauf sie bitte in ihrem Leben achten sollen. Und ich bitte sie, immer zusammenzuhalten, egal, was kommt. Sie versprechen es mir. Später werde ich Mathias bitten, immer alles dafür zu tun, was in seiner Kraft steht, damit die Jungs zusammenhalten, sollte mir etwas zustoßen. Auch das verspricht er mir.

Am Abend vor dem Beginn des Klinikaufenthalts fotografiere ich mich vor dem Spiegel im Bikini und mit meiner Beanie-Mütze auf dem Kopf. Ich möchte ein Foto haben von meinem unvernarbten Bauch. Ich tanze zu meinem Lieblingslied im Bikini und spreche meinem Spiegelbild Mut zu. Was man halt so macht vor einer großen Operation, die über das eigene Leben entscheidet …

Am nächsten Abend muss ich in der Klinik sein. Die Jungs fahren mich hin. Die beiden älteren setzen meinen jüngsten Sohn und mich vor dem Klinikeingang ab. Während sie den Wagen parken, wollen wir schon einmal hoch auf die Station fahren. Mein Sohn möchte bereits in das Gebäude gehen, als ich zu ihm sage: »Bitte warte noch mal kurz« und wie von einer Tarantel gestochen losrenne und eine ganze Runde über den mit Bäumen gesäumten Weg zwischen den Klinikgebäuden jogge. Es ist eine Impulshandlung. Ich werde morgen früh am Bauch operiert, wer weiß, wann ich wieder rennen können werde. Ich möchte mich noch einmal auspowern. Ich komme mir vor wie unsere Dackelin Daisy, wenn sie manchmal ihre sogenannten Frenetic random activity periods hat, also Momente, in denen sie eben wie von der Tarantel gestochen plötzlich umherrennt und ihre Energie abbaut. Als ich zurückkomme, lächelt mein Sohn mich gutmütig an, und wir fahren nach oben auf die Station, auf der ich die Nacht vor meiner Operation verbringen werde.

Ich habe das Glück, in einer Privatstation untergebracht zu sein. Ich werde von einer freundlichen Pflegerin empfangen und bekomme ein Nachthemd ausgehändigt. Sie spricht nicht viel, nur das Wesentliche. Ob ich eine Schlaftablette nehmen möchte. Ich möchte nicht, morgen werde ich so viel Anästhesie bekommen, da möchte ich nicht vorher noch ein Schlafmittel nehmen. Die Zimmer sind frisch renoviert und haben, wie mir vorab bereits angekündigt wurde, Hotelzimmercharakter. Das stimmt wirklich – sie sind gepflegt, ein moderner TV-Screen hängt an der Wand, und in jedem Zimmer befindet sich ein kleiner Kühlschrank. Meine Familie begutachtet das Zimmer, wir plaudern noch etwas, dann umarmen mich alle, wünschen mir alles Gute, und ich bin allein.

Oje! Jetzt nur keine Panik bekommen. Ich fokussiere mich, atme ruhig und rede innerlich beruhigend auf mich ein. Unser jüngster Sohn sendet mir ein Video, in dem er das Stück, was ich so liebe, auf dem Klavier für mich spielt. Ich freue mich sehr darüber. Eine Verbindung zur Welt da draußen, in der ich noch selbstbestimmt war. Ab dem Moment, in dem man im Krankenhaus eincheckt, wird über einen entschieden, und man tut, was einem gesagt wird. Anders geht es nicht.

Mir wird mitgeteilt, dass ich morgen um sechs Uhr abgeholt werde und die OP gegen sieben Uhr stattfindet. Ich lege mich ins Bett und hoffe, dass ich schlafen können werde. Erstaunlicherweise kann ich schlafen. Gegen Mitternacht weckt mich ein lautes Geräusch. Wie aus dem Nichts ist der Fernseher angegangen, und irgendeine Nachrichtensendung flackert über den Bildschirm. Ich suche nach der Fernbedienung und schalte den Fernseher aus. Ich bin mir sofort sicher, dass dies ein Gruß meiner verstorbenen Mutter ist. Als in meiner Kindheit bei uns im Esszimmer einmal während eines Abendessens das Licht ausging, sagte sie fröhlich: »Das war der Abuelito.« Abuelito ist die spanische Bezeichnung für Opa, und sie meinte ihren verstorbenen Vater. Meine Mutter war in Bolivien aufgewachsen, sie war abergläubisch und hatte Sinn für das Unsichtbare zwischen Himmel und Erde. Ich finde es tröstlich, dass sie über mich wacht, und schlafe zum Glück wieder ein.

Die Operation

Lange bevor mein Wecker klingeln soll, bin ich wach. Es ist dunkel draußen. Ich wasche mich und putze mir die Zähne. Ich muss nüchtern sein und trinke deshalb nichts. Eine meiner großen Sorgen ist meine allergische Empfindlichkeit gegen die Anästhesie. Alles ist mit den Anästhesisten besprochen, und die Chirurgen und meine Onkologin haben mir versichert, dass die Anästhesisten das im Griff haben. Alles, was ich jetzt tun kann, ist vertrauen.

Punkt sechs Uhr werde ich abgeholt. In meinem Bett werde ich in einen Warteraum vor dem OP-Bereich geschoben. Dort warte ich etwa fünfzehn Minuten, dann werde ich durch einen Gang in einen Raum gebracht, in dem die Anästhesisten mich vorbereiten werden. Angst haben ist nicht erlaubt, und ich folge den Anweisungen des freundlichen Anästhesisten. Es geht alles sehr schnell. Er sagt, ich solle meinen Rücken krümmen, dann legt er den Zugang für die Anästhesie. Er spricht noch mit mir – über den Herbst und die Laubfärbung, danach kann ich mich an nichts mehr erinnern. Als er mich später auf der Intensivstation besuchen wird, sagt er, er wollte, dass ich mit einem schönen Bild einschlafe – der bunten Laubfärbung.

Meine Operation wird insgesamt inklusive der intraoperativen Bestrahlung über zehn Stunden dauern. Es sind mehrere Spezialisten beteiligt. Es gibt einen Chirurgen, der die ganze Operation und intraoperative Bestrahlung überwachen wird. Diese Information hatte mich vorab sehr beruhigt. Nach der Operation erfahre ich, dass neben dem Tumor, wie geplant, die linke Niere, weiterhin wie erwartet der Bauchspeicheldrüsenschwanz und dann noch die Milz, ein Stück des Zwerchfells und ein Stück des Dickdarms entfernt wurden. Ich habe nie gefragt, wie viele Ärzte an der OP beteiligt waren, aber in den kommenden Wochen werde ich häufig von unterschiedlichen Ärzten mit der Bemerkung begrüßt, dass sie bei meiner Operation dabei waren.

Das Ergebnis meiner Operation ist R 0 – das bedeutet, dass der gesamte Tumor entfernt werden konnte. Meine Dankbarkeit für die Ärzte, die dies vollbracht haben, ist grenzenlos, ebenso wie meine Bewunderung für diese Hochleistungsexperten, die viele Stunden maximal konzentriert im OP stehen und Künstler ihres Fachs sind. Dass Menschen die Expertise besitzen, solche komplexen Operationen durchzuführen und bereit sind, die Verantwortung für anderer Menschen Leben zu übernehmen, macht mich zutiefst dankbar. Ich kann mir keinen sinnvolleren Beruf vorstellen. Als ich mich bei einem der Chirurgen nach der OP bedankte, meinte er bescheiden: »Jeder hat vom lieben Gott eine Gabe bekommen, und ich tue nichts anderes, als diese einzusetzen.«

Intensivstation

Ich wache mit schrecklichen Schmerzen auf. Neben mir befindet sich eine Schwester. Ich sage, dass ich furchtbare Schmerzen in der Blase habe. Das ist der Blasenkatheter, wird mir erklärt. Es tut höllisch weh. Noch bin ich durch die Schmerzmittel nicht ganz bei Bewusstsein und führe mich aufgebrachter auf, als das bei klarem Bewusstsein meine Art wäre: »Bitte nehmen Sie das Ding raus!« »Es muss drinbleiben«, meint die Schwester bestimmt. »Ich halte das nicht aus! Es tut so weh!«, klage ich – ein rettender Pfleger kommt hinzu und sagt der Schwester, dass sie das Ding ziehen kann. Sie entfernt es, und die brennenden Schmerzen lassen nach. Ich versuche, mich zu orientieren. Um mich herum blinkt es, ich bin an Geräte angeschlossen, die ich aus Arztserien kenne. Mein Zimmer ist durch eine Schiebetür mit dem Nebenraum verbunden, von dem ich auch Geräusche höre. An der Wand hängt ein Blatt, auf dem steht, welches Datum es ist. Immer noch der 7.11.2023. Ich habe es geschafft, die Operation liegt hinter mir. Ich kann lesen und bin bei Bewusstsein. Halleluja! Der leitende Pfleger nennt seinen Namen, Micha, und erklärt mir, wo ich bin und dass es acht Uhr abends ist. Wow! Über zwölf Stunden war ich unter Anästhesie. Ich frage, ob meine Familie über die OP informiert wurde, und er bejaht.

Wenn ich in der Vergangenheit nach kurzen Anästhesien aufgewacht war, hatte ich immer ein unglaubliches Gefühl der Erleichterung und der überbordenden Liebe. Ich hätte am liebsten jede Schwester umarmt und schwebte für den Zeitraum, in dem die Narkose noch nachwirkte, auf einer rosaroten Wolke. Nach dieser langen Narkose fühlt es sich nicht so an, da ich so sehr mit den Schmerzen beschäftigt bin. Glücklicherweise habe ich im Operationsbereich keine Schmerzen, da wirken die Schmerzmittel sehr effizient.

Mathias erzählt mir später, dass er an dem Abend noch auf der Intensivstation war. Ich erinnere mich nicht mehr daran. Ich werde etwa zwei Tage auf der Intensivstation bleiben. Ich weiß, dass ich Feigensirup trinken musste, um die Verdauung anzuregen. Meine Erinnerung verschwimmt jedoch. Später, als ich während meiner Zeit auf der chirurgischen Station auf dem Weg zum MRT öfters durch die Intensivstation geschoben werde und Einzelheiten der Zimmer und des Flurs wahrnehme, wird mir klar, wie unklar und von der Anästhesie getrübt meine Wahrnehmung nach der OP war.

Nachdem ich zwei Tage auf der Intensivstation überwacht wurde, darf ich zurück auf die Privatstation. Ich werde in Zimmer 2 geschoben und weiß noch nicht, dass ich hier Wochen bleiben werde.

Wann wollen Sie nach Hause?

Von meinem Bett aus kann ich auf den Kran einer Baustelle sehen, und wenn ich Glück habe, färbt sich der Abendhimmel rot, und ich spüre ein Stück Natur in diesem Klinikkosmos. Jeder Tag beginnt, noch bevor es hell wird, damit, dass täglich wechselnde Studentinnen mir Blut abnehmen. Das funktioniert je nach Talent mal besser, mal schlechter und ist für einen Kaffeejunkie wie mich, die üblicherweise vor einer Tasse Kaffee den Tag nicht startet, nicht die angenehmste Art, den Morgen zu beginnen. Nach einigen Wochen sind meine Armbeugen vom täglichen Blutabnehmen vernarbt, und die Studentinnen versuchen, an meinem Handrücken oder am Handgelenk Blut abzunehmen – die Prozedur wird für mich immer unangenehmer.

An einem Morgen in den ersten Tagen meines Stationsaufenthalts kommt eine Studentin und möchte mir Blut über meinen zentralen Venenzugang an der Halsschlagader abnehmen, der zu dem Zeitpunkt nach meiner Operation noch belassen wurde. Sie beginnt mit der Blutabnahme, und ich bekomme schlagartig keine Luft mehr. Ich spüre Panik. »Stopp! Hören Sie auf! Ich bekomme keine Luft mehr!« Die Studentin ruft sofort Hilfe über die zentrale Klingel, ruft auch nach Hilfe in den Gang hinaus, und innerhalb von Sekunden füllt sich mein Zimmer mit Schwestern und dann auch einem Arzt. Mein Blutdruck wird gemessen und meine Sauerstoffsättigung. Nach kurzer Zeit ist wieder alles in Ordnung, ich bekomme wieder gut Luft. Die leitende Schwester redet beruhigend auf mich ein und streichelt meinen Arm. Mir ist zum Heulen zumute, aber ich halte die Tränen zurück. Die Studentin wird vor der Blutabnahme ein Ventil nicht richtig verschlossen haben. Fehler können passieren, der Arzt weist jedoch an, dass dieser zentrale Zugang direkt entfernt werden soll. Diese kleine Episode ist wohl auch ein Grund, warum ich die Studentinnen morgens nicht ganz so herzlich begrüßen kann, wie ich es eigentlich gern würde.

Nach der Blutabnahme kommen jeden Morgen Schwestern und Pflegerinnen in meinen Raum, sie öffnen die Vorhänge, und man sieht noch den dunklen Novemberhimmel. Sie messen Fieber und Blutdruck, sie machen mein Bett, waschen mich und geben mir die Medikamente für den Tag in einem weißen Plastikschieber mit den Fächern für morgens, mittags, nachmittags und abends. So viele Tabletten! Ich schlucke sie brav, auch wenn ich bis vor Kurzem jedes Ibuprofen, was ich erwog zu nehmen, ausführlich hinterfragt habe.

Ich kann mich noch nicht aus meinem Bett hinausbewegen, bin also abhängig von den Schwestern, die ich, wenn ich etwas brauche, mit einer Klingel rufen kann. Glücklicherweise geben sie mir nie ein unangenehmes Gefühl. Sie sind freundlich und lassen mir in jeder Situation ein Gefühl der Würde. Nach einiger Zeit schaffe ich es, aufzustehen und zunächst mithilfe von zwei Schwestern, später allein, mit meinem Medikamentenständer verbunden ein paar Schritte zu laufen. Mein Kreislauf sackt bei den ersten Malen ab, und mir wird schwindelig. Das wird von Mal zu Mal besser, es ist jedoch wahnsinnig anstrengend für mich.

Die Ärzte kommen jeden Morgen zur Visite und ermahnen mich, dass ich aufstehen und mindestens vier Stunden am Tag sitzend im Stuhl verbringen soll. Vier Stunden! Ich schaffe kaum zehn Minuten auf dem hohen Stuhl mit der Fußstütze, den die Schwestern mir extra in mein Zimmer gestellt haben, damit das Sitzen etwas leichter für mich wird. Ich bin nach kurzer Zeit so erschöpft und friere trotz meines Strickmantels, sodass ich einfach nur wieder in mein Bett möchte.

Ich werde künstlich ernährt und erhalte Schmerzmittel über eine Schmerzpumpe. Eine sehr engagierte, junge Ärztin kommt täglich und bespricht mit mir die Schmerzmedikation. Ich kann die Dosis selbst steuern, sollte ich mehr Schmerzmittel brauchen, kann ich mir das innerhalb eines Maximallimits selbst per Knopfdruck verabreichen. Das ist mir etwas unheimlich, genauso wie die Tatsache, dass die Pumpe verbunden ist mit einem Katheter, der in einem Wirbelkanal nahe meinem Rückenmark platziert wurde. Aufgrund der Medikation muss ich keine Schmerzen erdulden, denn sobald der Schmerz zu pochen beginnt, erhöhe ich die Dosierung des Schmerzmittels. Ich leide allerdings unter starker Übelkeit. Dagegen bekomme ich auch Medikamente, die helfen mir jedoch kaum, sodass ich sie bald wieder absetze. Meine Sicht verschlechtert sich radikal, und ich sehe vieles verschwommen. Ob das eine Nebenwirkung der Schmerzmittel sei, frage ich den Stationsarzt. Nein, eigentlich nicht. Ich bin zu schwach, um mir jetzt auch noch um meine Augen Sorgen zu machen.

Ich verbringe diese Tage in einem Zustand totaler Erschöpfung, und die einfachsten Bewegungen – mich im Bett aufsetzen, mich drehen, mir ein Getränk einschenken – kosten mich viel Kraft, und ich brauche immer viel mentalen Anlauf, bis ich so weit bin, die Bewegung auszuführen. Meine Operationsnarbe traue ich mich nicht anzusehen. Nach mehr als einer Woche wage ich einen

Blick darauf. Sie ist von oben bis unten mit Klammern zusammengeheftet, sie ähneln jenen Klammern, mit denen man Dokumente aneinandertackert. Schön sieht es nicht aus, aber auch nicht so gruselig wie befürchtet. Und wieder erfahre ich ein mir vertrautes Phänomen: Die Angst vor dem Blick auf die Narbe und die Vorstellung von ihr in meiner Fantasie waren schlimmer als die Realität. Ich bin froh, dass ich endlich den Realitätscheck gemacht habe, wahrscheinlich brauchte ich einfach diese Zeit, um mich meinem durch die OP veränderten Körper wieder anzunähern.

Ich lese nichts, sehe keine Filme, höre keinen Podcast, telefoniere und texte nur mit meiner Familie. Für mehr Aktivität reicht meine Energie nicht, denn der Krankenhaustag mit Blutabnehmen, Visite, Waschen, Sitzen, Essen und Bewegen kostet mich enorm viel Kraft. Ich habe meinen Energieverbrauch komplett runtergeschraubt, wahrscheinlich ein bisschen wie ein Tier im Winterschlaf. Die täglichen Besuche von Mathias sind mein Highlight. Er macht mir Mut, lobt meine Fortschritte und begegnet meinen Ängsten.

Nach etwa zwei Wochen fragt der Chefchirurg, wann ich entlassen werden möchte. Die Frage überrascht mich, freut mich und macht mir Angst. Natürlich möchte ich so schnell wie möglich raus aus dem Krankenhaus, aber wie soll ich den Alltag zu Hause bewältigen? Ich bin so schwach, dass ich es kaum allein zur Toilette schaffe. Dennoch wird der kommende Samstag als Entlassungstag anvisiert.

Die Schmerzpumpe ist mittlerweile abgesetzt, da sich die Stelle, an der der Katheter eingeführt wurde, entzünden könnte, und ich bekomme Schmerzmittel intravenös verabreicht. Nach der Entlassung würde ich die Schmerzmittel dann als Tabletten einnehmen. Die künstliche Ernährung ist abgesetzt, da sie die Leberwerte hochtreibt. Ich esse sehr wenig, und es fällt mir aufgrund der Übelkeit sehr schwer – ich ekele mich vor fast allem. Der Gedanke, zu Hause zu essen, worauf ich Appetit habe, und nicht auf das Krankenhausessen angewiesen zu sein, stimmt mich optimistisch. Allein die Essensgerüche, die ab elf Uhr über den Stationsflur wehen, verursachen mir Übelkeit.

Doch es kommt alles anders. Zwei Tage nachdem die Entlassung geplant wurde, berichten mir die Ärzte während der morgendlichen Visite, dass meine Lipase- und Entzündungswerte sehr gestiegen sind. Nach meiner Operation hat sich eine zumeist langwierige, aber zum Glück nicht gefährliche Komplikation der Bauchspeicheldrüse entwickelt, die im Krankenhaus behandelt und überwacht werden muss, und ich kann nicht wie geplant nach Hause entlassen werden.

Einmal Abendluft atmen

Es ist Mitte November. Aufgrund der postoperativen Entzündung meiner Bauchspeicheldrüse tritt das Verdauungsenzym Lipase in den Bauchraum aus. Da dieses dort Organe schädigen könnte, muss es aus meinem Bauchraum ausgeleitet werden. Dazu wurden mir rechts und links in meinen Bauch unter Computertomografie und mit lokaler Narkose sogenannte Drainagen gelegt. Drainagen kennt man auch aus dem Bauwesen. Es sind Entwässerungssysteme, und in meinem Fall handelt es sich um kleine Schläuche, die die Lipase aus dem Bauchraum außerhalb meines Körpers in einen Auffangbeutel leiten. Das ist so ungemütlich, wie es sich anhört – Schläuche, die am Bauch festgenäht sind und in mein Inneres führen. Großartig bewegen kann man sich damit nicht. Wenn ich mich im Bett drehe, habe ich immer Angst, dass der Schlauch verrutscht oder gar abreißt. Und ich bin mit dem Beutel, in den die ausleitenden Schläuche führen und der an dem beweglichen Ständer neben dem Bett hängt, verbunden. Das heißt, wenn ich aufstehe und mich bewegen möchte, muss der Ständer immer mit. Häufig werden die Stellen, in denen die Schläuche über Wochen befestigt sein werden (das weiß ich zum Glück zu Beginn der Therapie noch nicht) mit einem Betäubungsmittel unterspritzt, da sie schmerzen. Das hilft immer recht gut, und für eine gewisse Zeit entlastet das Mittel die schmerzende Stelle. In aller Herrgottsfrühe guckt der Stationsarzt jeden Morgen, wie viel Lipase sich in dem Beutel gesammelt hat, die Ärzte beurteilen dann während der Visite die Erscheinung der Lipase »Schön klar« – was ich gern höre – oder aber »Hm, da schwimmt noch viel mit – das bringt die Entzündung mit sich«. Außerdem wird täglich der Entzündungswert im Blut bestimmt. Das ist immer der wichtigste Moment des Tages, dessen Auswertung ich jeden Morgen mit großer Hoffnung erwarte, denn dieser Parameter entscheidet darüber, wann die Bauchspeicheldrüsenentzündung als geheilt gilt und wann ich aus dem Krankenhaus entlassen werden kann.

Ich erinnere mich, dass der operierende Chirurg im Aufklärungsgespräch die Komplikationen erwähnte, die nach meiner OP auftreten könnten. Die ganz schrecklichen habe ich sofort ausgeblendet, ich erinnere mich aber, dass er meinte, dieser Lipaseaustritt sei eine häufige Komplikation. Und er erläuterte auch die Drainagetechnik, mit der man in solchen Fällen versuchen würde, die Lipase aus dem Bauchraum auszuleiten. Auf meine damalige Frage, wie lang das dauern würde, antwortete er: »Das weiß keiner. Es kann dauern. Die Bauchspeicheldrüse ist die Primadonna unter den Organen. Wenn sie durch eine OP beleidigt ist, kann es dauern, bis sie sich wieder einkriegt.«

An diesen Primadonna-Charakter denke ich also jeden Morgen, wenn meine Werte abgenommen und analysiert werden. »Liebe Primadonna, bitte, bitte sei nicht mehr beleidigt!«, bitte ich jeden Tag aufs Neue. Wenn die Werte in irgendeiner Form Fragen aufwerfen, etwa, wenn sie gestiegen sind im Vergleich zum Vortag, ordnen die Ärzte ein MRT an, um in der Bildgebung nachzuvollziehen, wie sich Flüssigkeit in meinem Bauchraum ausbreitet. Das ist immer ein langwieriges Unterfangen für mich. Wenn es morgens angeordnet wird, soll ich nüchtern bleiben, was für mich immer eine Qual ist, da ich ohnehin aufgrund der Entzündung, der Schmerzmittel und wegen was auch immer mit starker Übelkeit zu kämpfen habe. Kommt Hunger hinzu, wird die Übelkeit verstärkt. Dann warte ich oft Stunden, bis der Anruf vom MRT an die Station kommt, dass ein Termin für mich frei ist, und dann wiederum wartet die Station auf den Kliniktransportdienst, der mich im Bett über viele Gänge und durch verschiedene Fahrstühle hinab in den MRT-Bereich schieben soll.

Irgendwie ist dieser Transportservice häufig überlastet, und wenn niemand zur Abholung kommt, ist es mein Stationsarzt, der mich kurzerhand selbst zum MRT-Wartebereich schiebt. Das ist mir immer die liebste Lösung. Dieser Stationsarzt ist ein großes Glück für mich. Immer gut gelaunt, nie müde, geht er stets kompetent auf meine Fragen oder Sorgen ein – egal zu welcher Tages- oder Nachtzeit, wochentags, sonntags oder an Feiertagen. Er ist immer freundlich, hat stets ein offenes Lächeln für mich und ist immer zu einem kleinen Spaß bereit. Wenn er in mein Zimmer tritt, hellt sich meine Stimmung sofort auf, egal, wie schlecht es mir geht. Ich vertraue ihm und weiß, er sucht immer nach Lösungen, damit es mir besser geht. Er hört zu und geht auf das ein, was ich sage. Nicht alle Ärzte tun dies, manchmal sind sie gestresst oder abgehetzt, was ich nachvollziehen kann, und manchmal komme ich mir aufgrund ihrer Reaktion überempfindlich vor, wenn ich eine Sorge formuliere. Nicht so bei diesem Arzt. Er nimmt meine Fragen und Sorgen ernst, sodass ich nie das Gefühl habe, ihn damit zu belasten oder gar zu nerven. Diese zuverlässig positive Grundausstrahlung vermittelt mir Sicherheit und gibt mir Kraft. Es ist auch dieser Arzt, der einige Tage nachdem ich auf die Station eingewiesen worden war, meine Sorge um die Ansteckung von Covid ernst nimmt. Ich hatte damals nachts kaum ein Auge zugetan, da ich mir solche Sorgen machte, mich mit Covid anzustecken. Täglich kommen unzählige Menschen in mein Zimmer: Ärzte, Schwestern, Pfleger, Praktikantinnen, Studentinnen, Damen aus der Verwaltung, die irgendetwas Bürokratisches abklären müssen, Physiotherapeutinnen, Leute vom Transportservice – und niemand trägt eine Maske. Alle aus meiner Familie tragen aus Rücksicht eine Maske, wenn sie mich besuchen, aber die unzähligen Angestellten des Krankenhauses, die mich täglich aufsuchen und zum Teil engen Körperkontakt mit mir haben, kommen ohne Maske. Als mich der Arzt an jenem Morgen fragt, wie es mir geht, und ich sage, dass ich kaum geschlafen habe, fragt er weshalb, und ich schildere ihm meine Angst vor einer Covid-Ansteckung. Ohne zu zögern, fragt er, ob ich wünsche, dass das Personal eine Maske trägt, wenn es zu mir kommt. Überrascht antworte ich: »Ja, aber werden die Schwestern mich dann nicht hassen?« »Lassen Sie das meine Sorge sein. Ich werde das nachher besprechen.« Und ab diesem Tag kommt niemand mehr ohne Maske in mein Zimmer. Allein für die beherzte Umsetzung dieser Vorsichtsmaßnahme bin ich diesem Arzt unendlich dankbar. Es erleichtert mich sehr, denn eine Covid-Infektion wäre in meinem geschwächten Zustand sicher sehr schädlich. Und die Maßnahme erweist sich als richtig – mehrere Stationsmitglieder stecken sich in diesen Wochen mit Covid an.

An einem grauen Novembernachmittag ist es wieder so weit, und ich muss wie so oft zum MRT. Da auch heute kein Transportservice verfügbar ist, schiebt der Stationsarzt mich in meinem Bett zum MRT-Bereich. Er ist nicht nur ein Profi-Arzt, sondern auch ein Profi-Bettschieber, denn er hat während seiner Ausbildung im Transportdienst gearbeitet und kennt sich also mit den Bettmaßen, Rädern und Bremsen aus. Das ist eine Kunst für sich – wer sie nicht beherrscht oder auch nicht genügend Kraft hat, muss etwa drei Mal Anlauf nehmen, um das sperrige Bett in den Fahrstuhl zu bekommen. Dieser Stationsarzt kennt Schleichwege in dem Kliniklabyrinth, weiß den richtigen Winkel, mit dem man das Bett um enge Ecken bekommt, holt im richtigen Moment Schwung, wenn es tatsächlich in einem Gang bergauf geht, und hat vor allem gute Laune und Spaß. Wenn ich von ihm durch die Gänge geschoben werde, kann ich mich kurz gedanklich aus meinem Bett rausbeamen und mir vorstellen, dass ich wieder Kind bin und mein Kindheitsfreund den Gokart seines Bruders, auf dem ich sitze, mit Schwung den Hügel hochschiebt, den wir abwechselnd später dann mit ausgestreckten Füßen auf dem Gefährt runtersausen. Im Warteraum des MRT lande ich wieder in der Klinikrealität.

An diesem Tag habe ich viel Glück, denn mein Stationsarzt holt mich nach dem MRT auch wieder ab. Er erläutert mir auf dem Rückweg zur Station den MRT-Befund, und bevor er in das unübersichtliche Tunnelsystem im Keller abbiegt, macht er einen kleinen Schlenker zu einem Seitenausgang des Gebäudes, den ich nicht kenne. Ich drehe mich um und blicke ihn überrascht an.

»Packen Sie sich gut ein, Frau Döpfner«, meint er strahlend. »Sie schnappen jetzt mal frische Luft!«

Ungläubig blicke ich ihn an, und dann hat er mich auch schon aus dem Ausgang in die kalte, frische Novemberluft geschoben. Ich kann es nicht fassen! Noch nie habe ich Luft als so rein, erfrischend und wohltuend erlebt. Ich kuschele mich unter meine Decke, blicke in den dunklen Himmel und verspüre ein kleines Glücksgefühl. Wochenlang habe ich nur Krankenhausluft geatmet, um eigenständig rauszugehen, bin ich noch zu schwach. Ich fühle mich wie in einer Filmszene, so unglaublich erscheint mir dieser Moment. Ich mache bewusste, tiefe Atemzüge und falte unter der Decke dankbar meine Hände. Nach ein paar Minuten schiebt mich der Arzt wieder auf meine Station.

Von diesem kleinen Glücksmoment, den er mir durch seine spontane Frischluftaktion beschert hat, zehre ich noch lange. Es ist nicht nur die herrliche, klare Abendluft, die mir Kraft gibt, sondern auch die Tatsache, dass ein vielbeschäftigter Arzt, der große Verantwortung trägt, für mein Wohlergehen einen Schlenker aus dem Standardablauf macht. Seine Empathie und Fürsorge erfüllen mich mit tiefer Dankbarkeit und geben mir Kraft.

Hände halten

Heute Morgen hat das Labor mithilfe der Blutanalyse, die jeden Tag stattfindet, festgestellt, dass mein Entzündungswert gestiegen ist. Das ist immer eine deprimierende Nachricht für mich. Ich mache mal wieder ein MRT, das die Ärzte später auswerten. Gegen Mittag kommt ein Arzt in mein Zimmer, den ich nicht kenne. Mein Alarmradar geht an – unbekannte Ärzte, die mich aufsuchen, verheißen selten etwas Gutes. »Guten Tag, Frau Döpfner, ich bin Thorax-Chirurg. In Ihrem MRT von heute Morgen zeigt sich eine Wasseransammlung in Ihrer linken Lunge.« Mein Herz fängt wie wild an zu pochen, und in meinem Bauch macht sich Nervosität breit. Wasser in der Lunge? Davor wurde ich seit dem ersten Tag in der Station gewarnt, denn eine Lungenentzündung kann gewaltige Komplikationen auslösen und den Heilungsprozess entscheidend verlangsamen. Da ich zunächst gar nicht und dann lange nur sehr wenige langsame Schritte laufen kann – oder genauer gesagt, würde ich das eher als Schleichen bezeichnen –, also mit meinen Drainagen und dem Ständer, an dem ich mich gebeugt wie eine Hundertjährige festhalte, muss ich versuchen, möglichst oft aufrecht zu sitzen. Das fällt mir zunächst irre schwer, und außerdem muss ich mit speziellen Atemübungen meine Lunge trainieren. Dazu wird mir am ersten Tag von einer Schwester ein kleines Plastikgerät überreicht, das aus mehreren Röhrchen besteht. In jedem Röhrchen befindet sich eine kleine Plastikkugel, und an dem Gerät ist ein Schlauch befestigt. Durch das Einsaugen der Luft durch den Schlauch kann man die Kugeln in den Röhrchen nach oben bewegen, der Schwierigkeitsgrad in den unterschiedlichen Röhrchen steigert sich von links nach rechts. Der Arzt meinte später zu mir, ich solle etwa drei Mal täglich zehn Minuten trainieren. Das kann nicht zu schwierig sein, dachte ich und fing motiviert an. Oje, das war super anstrengend! Beim ersten Mal bewegte sich die kleine Kugel in der einfachsten Kategorie nur ein ganz klein wenig nach oben. Mir wurde klar, wie geschwächt ich war. Mist! Ich raffte mich dann Tag für Tag zu diesem Training auf, denn es war ja etwas, was ich für meine Gesundung tun konnte. Ich ekelte mich aber vor dem Geschmack, den das Plastikmundteil des Schlauchs hatte. Egal, ich versuchte trotzdem, die drei Einheiten am Tag zu schaffen. Manchmal war ich aber einfach zu schlapp und schaffte nur zwei. Hatte ich möglicherweise zu wenig trainiert, und war deshalb Wasser in meine Lunge gekommen? *Aufhören, Ulrike!*, denke ich, *solche selbstanklagenden Gedanken helfen dir jetzt nicht weiter.*

Der Arzt fährt fort: »Wir müssen deshalb jetzt eine Drainage in Ihre Lunge legen.« Was? In meinem Kopf rast es. Ich habe doch schon zwei Drainagen am Bauch rechts und links, und jetzt noch eine – wie soll ich noch liegen können? Und schon wieder Narkose, Pieken, Stiche – und das an der Lunge? Ich versuche, meine Panik zu unterdrücken und tapfer zu klingen: »Gut, und was heißt das?« »Wir müssen hinten an Ihrem Rücken links eine Drainage einführen, die dann das Wasser aus der Lunge ableitet. Gerade ist kein Raum frei, wir werden das also in Ihrem Zimmer machen und ein Ultraschallgerät hierherbringen. Ist das in Ordnung für

Sie?« »Ja, natürlich«, höre ich mich sagen. Der Arzt verabschiedet sich und sagt, dass er zurückkommt, sobald alles vorbereitet ist. Das klingt eilig. Auch kein gutes Zeichen. Ich versuche, mich auf Positives zu fokussieren, und rufe in meinem Geist das Bild meines Lieblingsstrands ab und konzentriere mich auf die Wellen, die sanft auf den weißen Sand schwappen. Wenig später füllt sich mein Zimmer mit mehreren Ärzten, Schwestern, Auszubildenden. Ja klar, ich bin in einem Lehrkrankenhaus, da ist das üblich. Lieber wäre mir, wenn ich nicht so viele Zuschauer für diese Prozedur hätte. Egal, wichtig ist, dass jetzt alles gut geht und der Arzt nicht danebensticht …

Ich werde gebeten, mich mit dem Rücken zur rechten Bettkante mittig im Bett aufzusetzen. Das ist immer noch mühselig für mich. Endlich sitze ich in der richtigen Position, der ausführende Arzt, nicht derjenige, der mich über das Vorgehen informiert hat, sondern ein anderer, jüngerer Kollege, den ich nicht kenne, steht hinter mir und guckt sich mit dem Ultraschallgerät noch einmal die Flüssigkeit in meiner Lunge an. Ich versuche, die Zuschauer auszublenden, als mein dünnes Krankenhausnachthemd hinten geöffnet wird und ich relativ entkleidet auf der Bettkante sitze. Wieder denke ich: *Egal, Hauptsache alles geht gut.* Ich habe Angst. Unruhig blicke ich im Raum umher und sehe einige unbekannte Gesichter. Da bewegt sich Schwester Eva von der Seite des Raums zu mir hin und stellt sich wie ein Bodyguard direkt vor mich. Sie spürt meine Angst, kommt näher, greift wortlos meine Hände und hält sie. Sie strahlt Ruhe aus. Wie ein Rettungsanker klammere ich mich an ihre Hände und drücke sie ganz fest. Sie blickt mir in die Augen und signalisiert: »Alles wird gut.« Ich versuche, diese Botschaft zu inhalieren und ruhig und bewusst ein- und auszuatmen, während ich die lokale Betäubung bekomme und der ausführende Arzt erklärt, was er tut, und wenig später die Drainage legt. Zum Glück dauert die Prozedur nur wenige Minuten, und sie ist gelungen. Das Ultraschallbild zeigt, dass die Drainage an der richtigen Stelle liegt. Ich bin so erleichtert! Schwester Eva war meine Rettung. Im richtigen Moment spürte sie meine Not, kam auf mich zu, strahlte Ruhe und Zuversicht aus und beruhigte mich durch ihren tröstenden Händedruck. Noch nie war mir der Körperkontakt einer fremden Person so willkommen gewesen wie in diesem Moment. Ich fühlte mich mit meiner Angst mutterseelenallein zwischen den Ärzten, die sachlich ihr Prozedere vollzogen, und zwischen den schweigenden, lernenden »Zuschauern« im Raum. Ich wollte tapfer sein und war dankbar wie ein kleines Kind, als diese liebe Schwester meine Not erkannte und mir ihre Hände reichte.

Lichtblicke im Winterdunkel

Die Kliniktage ziehen sich endlos dahin. Morgens denke ich eigentlich immer nur: »Lieber Gott, bitte lass keine neue Komplikation eintreten« – meine Tage sind gefüllt mit MRT-Untersuchungen, CTs, langem Warten vor Untersuchungsräumen, neuen Drainagen – ich wünsche mir einfach nur »Standardtage«, an denen nichts Außergewöhnliches passiert und ich keine Extrauntersuchung machen muss.

Mir ist klar, dass ich mich glücklich schätzen kann, allein ein eigenes Zimmer zu bewohnen. Ich habe Ruhe und mein kleines Reich für mich, was die ganze Situation deutlich erträglicher macht.

Jeden Vormittag kommt Athina zum Saubermachen in mein Zimmer. Ich schätze sie auf Mitte fünfzig, sie hat sehr liebe Augen und macht leise und rücksichtsvoll sauber. In den ersten Tagen lächele ich sie zur Begrüßung nur müde an, spreche aber nicht mit ihr, da ich so erschöpft bin, und hoffe immer, dass sie möglichst schnell fertig ist, damit ich meine Ruhe habe.

Nach einiger Zeit freue ich mich, wenn Athina in mein Zimmer kommt. Sie ist so diskret, gleichzeitig guckt sie immer sehr freundlich und verbreitet stets eine gute Energie, und das, ohne

Worte zu verlieren. Irgendwann fangen wir an, uns zu unterhalten. Sie kommt aus Griechenland und hat zwei erwachsene Kinder und ein Enkelkind. Sie hat Sehnsucht nach ihrer Heimat und möchte möglichst noch im November für eine Woche dorthin reisen. Ich kann sie so gut verstehen. Der graue November ist auch für mich, die ich hier geboren bin, der anstrengendste Monat im Jahr. Wie muss sich jemand fühlen, der in einem sonnigen Land mit herzlichen und gastfreundlichen Menschen aufgewachsen ist? Wenn Athina frei hat, kommt eine türkische Kollegin, Elin, auch sie redet nicht viel, aber blickt mich immer lieb und mitfühlend an.

Eines Tages kommt Sven zum Saubermachen. Er ist bei einer Leihfirma angestellt, die ihn auf meine Station gesendet hat, denn in dieser Woche sind sowohl Athina als auch ihre Kollegin nicht im Dienst. Er macht das Zimmer in Windeseile sauber. Sven ist ordentlich und auch freundlich, aber er wird nur ein paar Tage hier sein. Es ist anders, als wenn Athina oder Elin zum Saubermachen kommen – die Energie ist eine andere. Athina und Elin sind Teil des Stationsteams, sie sind mit ihrem Herzen dabei und nehmen auf eine sehr feine und zurückhaltende Art empathisch Verbindung mit den Patientinnen und Patienten auf. Sven ist auf der Durchreise und erledigt seine Aufgabe, das fühlt sich anders an.

Je länger ich auf der Station bin, desto mehr erfahre ich über die Schwestern und Pfleger. Schwester Nina kommt aus Polen und hat zwei erwachsene Kinder. Sie ist genauso alt wie ich. Sie ist feinfühlig und hat eine unaufdringliche, freundliche Präsenz. Ich freue mich, wenn sie mir von ihrer hübschen und fleißigen Tochter erzählt und mir Fotos von deren Urlaubsreise zeigt. Oft nimmt sie mitfühlend meine Hand und sagt mir, dass ich Geduld haben muss mit mir und meiner Heilung. In ihren Augen kann ich sehen, wie sie mit mir fühlt. Sie freut sich immer, wenn meine Söhne zu Besuch kommen. Schwester Britta feiert in diesen Tagen einen runden Geburtstag, sie ist voller Lebensfreude und bringt immer eine frische Brise Energie und fröhliches Lachen ins Zimmer. Sie liebt Blumen und freut sich an den wunderschönen Sträußen, die mir von Freunden und der Familie ins Krankenhaus geschickt wurden und die auf meiner Fensterbank stehen. Die Praktikantin Marie ist patent, und ich bin beeindruckt, wie selbstständig, umsichtig und kompetent sie schon nach wenigen Wochen auf der Station Aufgaben aller Art erledigt. Sie ist sehr gewissenhaft und überprüft oft ihre Arbeit, nachdem sie sie gemacht hat, noch einmal, um sicher zu sein, dass ihr kein Fehler unterlaufen ist. Ich höre gern zu, wenn sie mir von ihrer Kindheit in Süddeutschland erzählt, von ihrer Liebe zu ihrer Großmutter und von der Wohngemeinschaft mit ihrer Schwester, die Medizin studiert. Ihr umsichtiges und freundliches Wesen tut mir gut. Ali, der aus Syrien stammende Pfleger, riecht immer köstlich nach einem unaufdringlichen Parfum, er ist kompetent und sicher in seiner Arbeit. Obwohl es mir am Anfang in einigen Situationen etwas peinlich ist, mich von einem männlichen Pfleger versorgen zu lassen, verliere ich bald meine Scheu, denn er hat eine selbstverständliche Hilfsbereitschaft. Er spricht hervorragend Deutsch, und ich bewundere ihn dafür, wie gut er sich sprachlich und beruflich in Deutschland integriert hat. Er fragt am Wochenende immer ganz besorgt, ob ich Besuch bekomme, und ist erleichtert, wenn ich ihm sage, dass ich Besucher erwarte. Schwester Eva erzählt mir von ihrer Heimat im Thüringischen und dass sie am Wochenende, wenn sie ihre Großeltern dort besucht, auf Schnee hofft. Am ersten Advent bringt sie mir ein Päckchen selbst gebackener Plätzchen mit – auch wenn mir leider so übel ist, dass ich kaum etwas von dieser Köstlichkeit essen kann, freue ich mich so sehr über diese liebevolle Geste. Schwester Nesrin ist ein fröhlicher Wirbelwind – sie kommt immer mit einem Strahlen in den Raum, und ich spüre, sie möchte, dass es mir besser geht. Als wir uns einmal im Bad nebeneinander vor dem Spiegel anblicken – sie steht hinter dem Hocker, auf dem ich sitze, und wäscht meinen Rücken mit einem lauwarmen Waschlappen, vorsichtig meine Drainage umgehend –, bewundere ich ihre faltenlose Haut. Ich sehe mich selbst zwar im Spiegel, aber ich lasse das, was ich sehe, nicht an mich heran. Vor einigen Tagen hat sich meine Zunge schwarz gefärbt – vermutlich ein Pilz als Reaktion auf die Chemotherapie, sagen die Schwestern und: So etwas hätten sie noch nie gesehen. Ich muss das an mir abprallen lassen, denn sonst bekomme ich Panik. Aufgrund dieses emotionalen Schutzmechanismus lasse ich dieses ausgemergelte, blasse Gesicht mit den tiefen schwarzen Augenringen und dem kahlen Kopf als Identität nicht an mich heran. Nesrin aber nehme ich wahr, und ihre frische, fröhliche Art ist wohltuend.

All diese Gespräche lassen mich für einen kleinen Augenblick den Stationsalltag, meine Krankheit und meine Schwäche vergessen. Kurz bin ich gedanklich in anderen Welten, und es macht mir Freude, die Menschen kennenzulernen, die mich tagtäglich versorgen. Es tut gut, von deren Leben »da draußen« zu erfahren, da ich meines immer mehr vermisse. Aber ich weiß, dass ich keine Gefühle des Selbstmitleids oder der Schwäche zulassen darf, denn dann befürchte ich einen emotionalen Strudel, der mich mitreißen würde.

In dieser Zeit kommt mein Vater zu Besuch. Lange habe ich mich zu schwach gefühlt, um mich dem besorgten Blick meines Vaters zu stellen, doch heute hat er ohnehin einen Termin in meiner Nähe, und ich stimme seinem Besuch zu. Mit Mitte achtzig ist er am Morgen zu mir geflogen. Auf dem Weg vom Flughafen in die Klinik besorgt er einen schönen Blumenstrauß für mich. In seinem blauen Anzug mit braunen Streifen sieht er immer noch elegant aus, und ich bin beeindruckt von seiner Energie. Sein Besuch freut mich und tut mir gut. Ich hatte Angst davor, ihn mit meinem Zustand zu schockieren. Das ist vergessen, als er den Raum betritt, und seine Liebe zu spüren, tut mir gut.

Dennoch fällt mir, je näher der Advent rückt, der Klinikaufenthalt immer schwerer. Seit Wochen atme ich Krankenhausluft. Ich habe acht Kilogramm abgenommen, war ich vor meiner Operation schlank, so bin ich nun deutlich unterernährt. Mir ist so übel, dass ich es kaum schaffe, etwas zu essen. Ich zwinge mich, mindestens eineinhalb Liter am Tag zu trinken, damit ich zumindest genügend Flüssigkeit aufnehme, aber auch das strengt mich an. Die Ärzte erwägen, mir wieder künstliche Ernährung zu geben, doch diese ist für meine ohnehin erhöhten Leberwerte belastend. Ich schleppe mich jeden Tag mit meinem Medikamentenständer zum Trainingsgerät, das auf dem Stationsgang steht und auf dem man im Sitzen Radfahren kann, um die Beinmuskeln zu trainieren, auch begleiten mich meine Familienmitglieder, wenn sie genügend Zeit für einen längeren Besuch haben, zu einem kleinen Spaziergang auf das Klinikgelände. Das ist jedes Mal eine riesige Anstrengung für mich. Als Erstes muss ich mich warm anziehen, was mit meiner eingeschränkten Beweglichkeit schon recht lang dauert – bis ich die Hose, den Pullover, den Mantel, Schal, Mütze und Stiefel anhabe, vergehen bestimmt fünfzehn Minuten. Danach bewegen wir uns langsam zum Fahrstuhl, auf den man oft sehr lang warten muss und über dessen ungepflegten Zustand ich mich bei jeder Fahrt wundere, und fahren dann in das Erdgeschoss. Hier muss man mehrere Türen öffnen, was ich ohne Hilfe mit meinem Medikamentenständer in der einen Hand gar nicht schaffen würde. Dann geht es mit vorsichtigen Schritten an den Rauchern vorbei über Steinplatten, auf die kleine schwarze

Steine gestreut wurden, um die Rutschgefahr einzudämmen. Das erschwert jedoch das Schieben des Medikamentenständers. Wenn ich dann zwanzig Schritte in der frischen Winterluft getan habe, mache ich mich wieder bereit für den Rückweg. All das erfordert immense Kraft, und ich habe das Gefühl, dass meine Genesung einfach nicht voranschreitet. Ich sehne mich nach Adventssonntagen mit meiner Familie, nach meiner Weihnachtsdekoration zu Hause, nach dem Duft von Tannenzweigen, nach meinen Freunden, die sich jetzt alle auf den jährlichen Adventseinladungen treffen, und nach meiner kleinen Dackelin Daisy. Ich fand mich am Anfang meiner Behandlung tapfer, aber ich merke, dass mein emotionaler Schutzanzug poröser wird. Ich fange an zu hoffen, dass ich zum ersten Advent nach Hause gehen darf. Die Ärzte halten sich bedeckt und machen mir nicht wirklich Hoffnung. »Wir wissen es nicht. Das kann noch dauern.«

In dieser Phase erinnere ich mich daran, wie mir der Arzt, der mir vor Beginn der Chemotherapie den Port einsetzte, erzählte, dass eine Patientin – ich glaube, es war in den 1990er Jahren – acht Monate im Krankenhaus bleiben musste wegen einer vergleichbaren Diagnose, wie ich sie habe. Er wollte mich aufmuntern und mir sagen, wie viel besser und schneller heute die Therapien wären. Nach vier Wochen Krankenhaus fange ich an, Angst zu bekommen, dass sich das hier ähnlich in die Länge ziehen wird wie bei der besagten Patientin. Meine Stimmung wird immer trüber. Meine Familie spürt das. Mathias tut sowieso alles Menschenmögliche und versucht, neben seinem Job manchmal sogar zwei Mal am Tag ins Krankenhaus zu kommen. Meine Söhne wechseln sich ab, und einer ist an jedem Wochenende bei mir und begleitet mich über Stunden. Jeder von ihnen zeigt sich stark und versucht, mich auf seine Art zu stabilisieren, zu unterstützen, aufzuheitern und zu begleiten. Keines meiner Familienmitglieder hat mir in dieser ganzen Zeit Tränen gezeigt, noch hat mich einer von ihnen seine Traurigkeit oder Angst spüren lassen. Sie waren einfach da und stark für mich, haben meine Traurigkeit und meine Ängste aufgefangen. Ich bin so unendlich dankbar für ihre Gegenwart, und wieder denke ich, dass ich nicht weiß, wie Menschen eine solch schwere Krankheit ohne familiäre Unterstützung bewältigen können.

Dezemberblues

Ich bekomme wunderschöne Adventssträuße und -gestecke ins Krankenhaus geschickt, mit meinem Sohn Moritz zünden wir einmal unerlaubterweise eine Kerze meines Adventskranzes an, um ein bisschen Budenzauber zu schaffen, doch das kann meine Sehnsucht nach Advent zu Hause nicht stillen. Die Krankenhaustage ziehen sich hin, meine Entzündungs- und Lipase-Werte sinken nicht, und mir wird klar, dass ich nicht zum ersten Advent entlassen werden kann. Hoffentlich am zweiten Advent, denke ich und lausche der Erzählung eines Stationsarztes, der mir von seinem anstehenden Adventsbesuch bei seinen Eltern zu Hause in Norddeutschland erzählt. Er berichtet mir, dass er die Weihnachtsgeschenke alle selbst macht. Wie toll, denke ich. Sein Bruder mit Familie und seine Schwester werden auch anreisen, das wird laut, fügt er lachend hinzu, und ich beneide ihn und seine Familie um dieses Familientreffen. Ob er meint, dass ich am zweiten Advent entlassen werden kann – er antwortet mit dem Üblichen: »Das müssen wir sehen …«

Schwester Nesrin kommt eines grauen Nachmittags mit einer Kollegin in mein Zimmer und fragt mich, ob sie mein Zimmer aufräumen dürfen. Na klar, dürfen sie das, wie nett ist das denn, denke ich. Geschickt wirbeln sie im Zimmer umher und haben mit ein paar Handgriffen Sachen im Schrank verstaut und Dinge auf der Fensterbank geordnet, was mir aufgrund meiner eingeschränkten Beweglichkeit noch schwerfällt. Sie unterhalten sich fröhlich mit mir, lenken mich ab und versprühen ein bisschen frischen Wind und gute Laune in meinem Zimmer. Solche unaufgeforderten Hilfsangebote weiß ich sehr zu schätzen, denn ich beobachte Tag für Tag, wie eingespannt das gesamte Stationsteam ist.

Wieder einmal muss ich zu einer meiner unzähligen Kontroll-MRT-Untersuchungen in die Radiologie geschoben werden. Dort warte ich in meinem Bett, wie immer in einem zugigen, trostlosen Warteraum. Ich bin froh, dass ich mir von zu Hause eine warme Daunenbettdecke und eine zusätzliche Wolldecke mitgenommen habe, denn trotz meiner Wolljacke, die ich immer über meinem Nachthemd trage, ist mir hier jedes Mal eiskalt. Zwischen den wartenden Betten kann man die zu kurzen Stoffvorhänge als notdürftigen Sichtschutz zuziehen, ich sehe aber trotzdem die anderen wartenden Patienten und sie mich natürlich auch. Oft denke ich dann: Danke, lieber Gott, mir geht es ja vergleichsweise gut. Diese Wartemomente sind stets zehrend und trostlos, und natürlich bin ich immer nervös, wie das Ergebnis der Untersuchung ausfallen wird. Obwohl es mich anstrengt, trage ich in diesem Bereich eine Atemschutzmaske, um mich vor Ansteckungen zu schützen.

Wenn ich Glück habe, hat die freundliche MRT-Assistentin mit den vielen Tattoos Dienst, deren Namen ich leider nicht kenne. Sie guckt mich dann freundlich an und sagt: »Ach, Mensch, Frau Döpfner, schon wieder Sie hier! Das wievielte Mal diese Woche ist es denn?« Und dann sagt sie mir Bescheid, wie lang es etwa noch dauern wird, bis meine Untersuchung stattfindet, denn die Wartezeit kann in dieser tristen Umgebung gefühlt ewig sein, und diese Ansage hilft, sich nicht ganz so ausgeliefert zu fühlen. Auch wenn sie nicht viele Worte verliert, gibt mir diese Assistentin immer ein Gefühl der Empathie, und das ist so wohltuend. Mir ist klar, dass eine Klinik ein Massenbetrieb ist und unzählige Patienten dort an einem Tag behandelt werden. Mir ist auch klar, dass die Berufe in der Patientenversorgung anstrengend und herausfordernd sind. Manchen Klinikmitarbeitern gelingt es trotz dieser Belastungen, mir als Patientin durch kleine Gesten, Blicke oder Worte das Gefühl zu geben, dass sie mich als Menschen wahrnehmen, nicht als anonymen, austauschbaren Krankheitsfall, und es sind diese Begegnungen, die den Klinikaufenthalt für mich so viel tröstlicher machen.

Nach der Auswertung dieser MRT-Untersuchung erläutert mir der zuständige Chirurg, dass sich trotz der beiden Drainagen in meinem Bauchraum Flüssigkeit angesammelt hat. Seine Kollegen und er empfehlen mir die Ableitung der Pankreassekrete mittels eines kleinen Plastikschlauchs durch die Magenwand in den Magen. Oh, nein, bitte nicht schon wieder eine Operation, denke ich. Mir wird erklärt, dass dieser transgastrische Stent während eines ambulanten Eingriffs mit Narkose eingesetzt werden muss. Ich weiß nicht, wie viel Narkosemittel ich in den letzten Wochen bereits bekommen habe. Ich kann mir nicht vorstellen, dass das gut für meinen Körper ist. Aber es hilft nichts, der Eingriff ist notwendig, um die Schädigung meiner Organe durch die austretende Lipase zu vermeiden, und er kann nur an einem anderen Standort der Klinik durchgeführt werden. Das bedeutet, dass ich mit einem Krankentransport abgeholt und in das andere Klinikgebäude gefahren werden muss. Ob ich mich nicht privat dorthin fahren lassen kann, frage ich den Chirurgen. Nein, das geht versicherungstechnisch leider nicht.

Vor dem Eingriff bekomme ich wegen möglicher allergischer Reaktionen auf die Narkose intravenös Antihistaminika, die mich immer furchtbar müde machen. Der Krankentransport kommt, und ich werde von zwei Transportmitarbeitern auf einer Trage zum Krankenwagen gefahren und dann mit einem kleinen Fahrstuhl in das Innere des Fahrzeugs gehievt. Auch bei dieser Prozedur darf ich mich nicht von außen betrachten, ich versuche alle externen Blicke auf mich auszublenden und einfach bei mir zu bleiben und das Ergebnis des Eingriffs positiv zu visualisieren. Positive Visualisierung ist für mich immer die beste Technik, wenn ich anfange, mich in unangenehmen Gefühlen zu verlieren. Ich fühle mich wie auf einem »Freigang«, als ich mit dem Krankenwagen durch den dichten Stadtverkehr gefahren werde. Durch die Fenster des Wagens sehe ich überall Leben, überall bewegen sich Menschen durch ihren Alltag, an dem ich so lange nicht teilgenommen habe. Ein bisschen irreal fühlt sich das für mich als sehnsüchtige Beobachterin von meiner Krankentransportliege aus an. Nie hätte ich gedacht, dass man eine so starke Sehnsucht nach Normalität und Alltag haben kann.

In dem Gebäude, in dem der Eingriff stattfinden wird, werde ich vor den Behandlungsraum geschoben und muss dieses Mal zum Glück nicht lang warten. Ich bin nervös und habe Angst. Es ist absurd, denke ich, vor diesem vergleichsweise kleinen Eingriff dermaßen aufgeregt zu sein, wo ich doch bereits eine so große und schwere Operation überstanden habe, aber ich bin nach dem langen Klinikaufenthalt feinnervig und fühle mich einfach ausgelaugt und schwach.

Als der behandelnde Spezialist mich begrüßt, geht mein Angstpegel runter. Mit seiner ruhigen und klaren Art und einer leicht norddeutschen Sprachfärbung, die ich so mag, erklärt er mir diese spezielle Technik und erläutert begeistert und überzeugend, wie erfolgreich sie in den letzten Jahren angewandt wurde und als wie hilfreich sie sich für die Patienten erwiesen hat. Das sind genau die richtigen Worte, um mich zu beruhigen. Auf dem schmalen Behandlungstisch werde ich von der zuständigen Schwester und dem Arzt in die richtige Position, nämlich auf die Seite, gelegt. Allein schaffe ich das noch nicht. Und dann geht es auch schon los. »Schlafen Sie schön«, meint der Arzt, und dann bekomme ich nichts mehr mit.

Als ich im Aufwachraum zu mir komme, frage ich die Schwester, ob der Eingriff erfolgreich war. »Ja, alles gut gegangen.« Zum Glück, denke ich erleichtert. Der Stent soll etwa acht Wochen installiert bleiben und muss dann wieder entfernt werden. Wann das sein wird, hängt auch von der Entwicklung der Lipase-Werte ab.

Nachdem der transgastrische Stent eingesetzt ist, wird mein Übelkeitsgefühl noch stärker, und auch das Essen, was mir ohnehin schon schwerfällt, wird noch unangenehmer für mich – durch die Übelkeit habe ich einen generellen Ekel. Beides schwächt mich und trübt meine Stimmung erheblich. Ich weiß, dass ich in dieser Stimmung anfange, mich durch meine negativen Gedanken selbst runterzuziehen: Wird mein Zustand denn nie besser? Warum geht es nicht voran? Ich mag nicht mehr, es ist so trostlos hier … Insbesondere die Tatsache, dass ich bereits so viel abgenommen habe und nicht vernünftig essen kann, bereitet mir große Sorgen. Ich weiß nicht, wie ich so stärker werden und gesunden soll.

Als Mathias an dem Abend zu Besuch kommt und ich nichts essen kann, fange ich erschöpft an zu weinen. So lang habe ich meine Tränen zurückgehalten, aber nun kann ich einfach nicht mehr. Ich kapituliere vor meiner Traurigkeit, Hoffnungslosigkeit und Angst, vor all den negativen Gefühlen, die es mir gelang, wochenlang in meinem Kampf gegen die Krankheit nicht zu fühlen und irgendwie aus meinem Bewusstsein auszusperren. Ich trug eine emotionale Rüstung, die keine unangenehmen Gefühle durchließ, aber diese Rüstung ist nun nicht mehr intakt. Sie ist durchlässig geworden. Nun sind diese Gefühle da, und eine riesige emotionale Flut überwältigt mich. Irgendwie tut es gut zu weinen. Ich fühle mich erleichtert danach. Der Kloß im Hals ist weg, einfach weggeweint, und das fühlt sich gut an. Mathias versucht, mich aufzurichten, macht mir Hoffnung. Er ermutigt mich durchzuhalten, was ich ihm verspreche.

Am nächsten Tag bittet er mich, einen Therapeuten der psychosomatischen Abteilung der Klinik zu konsultieren, der ihm empfohlen wurde. Energielos lasse ich mich darauf ein, einen Termin zu vereinbaren. Viel verspreche ich mir nicht davon, aber mir ist bewusst, dass es als Therapeutin ignorant wäre, in dieser Situation keine therapeutische Hilfe anzunehmen.

Der Tag des Therapiegesprächs kommt, und der Therapeut klopft höflich an meine Tür und wartet, bis ich »Ja« rufe – das ist absolut kein Standard, die meisten Klinikmitarbeiter öffnen die Tür während des Klopfens, ohne eine Aufforderung, hereinzutreten, abzuwarten. Es ist ein mir sympathischer Mann mit einer ruhigen Ausstrahlung, den ich auf Anfang vierzig schätze, der sich mir gegenüber auf einen Stuhl setzt. Was für eine seltsame Situation – ich als Therapeutin sitze in meinem Nachthemd auf meinem Klinikbett und konsultiere einen Kollegen. Ich muss mein Therapeuten-Ego hinter mir lassen, damit das Gespräch einen Nutzen für mich hat. Das versuche ich. Ich schildere ihm aufrichtig, wie ich spüre, dass meine Kämpferenergie nach diesen zähen Wochen des Klinikaufenthalts nachlässt und wie enttäuscht ich von mir selbst bin, dass es mir nicht gelingt, meine Meditationen durchzuführen, um zu versuchen, mich wieder in eine innere Balance zu bringen. »Sie sind aber streng mit sich!«, meint er. Ich halte inne und denke darüber nach. Tatsächlich? So hatte ich es noch gar nicht betrachtet. Streng mit mir? Ich richte mein Augenmerk vorwiegend auf das, was ich nicht geschafft habe und was mir nicht gelungen ist, alles andere ist selbstverständlich und abgehakt für mich. Wie oft habe ich versucht, meinen Patienten ihre wenig wertschätzenden Gedanken sich selbst gegenüber vor Augen zu führen, nur mir selbst gegenüber bin ich offensichtlich blind. Es ist nicht so, dass ich nach dem Gespräch einen völligen Stimmungsumschwung erfahre, aber es hilft mir, einen liebevolleren und etwas geduldigeren Blick auf mich selbst zu lenken.

Meine Freundin Antonia, die auch Therapeutin ist, ruft mich in diesen Tagen an und spürt meine Traurigkeit und Energielosigkeit. Sie spricht besorgt mit mir und ist in diesem Moment die kluge Therapeutin, die mich so gut kennt und mir – ebenso wie der Kliniktherapeut – meine dysfunktionalen Gedankenmuster aufzeigt. Sie bietet wieder einmal an, wie schon so oft in den vergangenen Wochen, mich zu besuchen: »Ulrike, du kannst dich nicht so einigeln. Ich komme nur kurz vorbei und mache Faxen, lass dich doch mal etwas ablenken.« Ich weiß, dass mir Ablenkung guttäte, auch wenn mir in meiner matten Stimmung überhaupt nicht der Sinn danach steht und ich mich tatsächlich am liebsten nur unter meiner Bettdecke verkriechen möchte. Antonia schafft es, mich in ihrer feinfühligen und klugen Art zu einem Besuch zu überreden, und so sitzt sie wenige Tage später, getestet auf Covid und mit einer Atemschutzmaske, vor mir. Meine Scheu davor, dass sie mich mit meinem kahlen Kopf und in meinem ausgemergelten Zustand sieht, ist sofort verflogen, als sie mit ihrer herzlichen und lieben Energie den Raum betritt. Ich weiß nicht mehr, was wir gesprochen haben, aber sie hatte natürlich recht, ihre »Faxen« und ihre liebevolle Ablenkung taten mir gut.

Licht am Ende des Tunnels

Seit einiger Zeit mache ich mir Sorgen, wie es nach meiner Klinikentlassung weitergehen soll, denn ich bin nach wie vor enorm geschwächt. Irgendjemand muss mich nach dem Klinikaufenthalt ärztlich betreuen, am liebsten jemand, der mich mit ganzheitlichen Therapiemethoden aufpäppeln kann. Ich habe leider keinen Kontakt zu solch einem Arzt. Zum Glück erhält Mathias eine Empfehlung und konsultiert eine ganzheitlich arbeitende, niedergelassene Internistin mit Klinikerfahrung. Er informiert sie über meine Operation und meine Komplikation. Sie empfiehlt schon jetzt dringend Vitamin-C-Infusionen und stellt mir ein Rezept dafür aus. Ich bitte meinen Stationsarzt um diese Infusionen, und zu meiner großen Überraschung stimmt er zu. Ich erhalte nun zwei Mal die Woche Vitamin-C-Infusionen und fühle mich zum ersten Mal etwas stärker. Die Entzündungswerte gehen endlich nach unten, ebenso die Lipase-Werte. Ich kann es kaum glauben und bin seit langer Zeit wieder optimistischer.

Der zweite Advent vergeht und auch der dritte. Da sich meine Werte stabilisieren, wird meine Entlassung nun für kurz nach dem vierten Advent geplant. Endlich! Ich kann es kaum erwarten. Ich möchte unbedingt vor Weihnachten entlassen werden. Ein Weihnachtsfest im Krankenhaus stelle ich mir für meine Familie und mich entsetzlich trostlos vor. Außerdem wird die Station, auf der ich mich befinde, über Weihnachten und zwischen den Jahren geschlossen sein. Alle Mitarbeiter bekommen in diesem Jahr frei, und ich möchte auf gar keinen Fall auf eine andere Station verlegt werden, wo ich niemanden vom Personal kenne – irgendwie fühle ich mich nach den Wochen auf dieser Station trotz des Unwohlseins, das ein Krankenhausaufenthalt mit sich bringt, sehr gut betreut und mittlerweile sehr vertraut. Die Vorstellung eines Weihnachtsfests im Krankenhaus ist schlimm genug, aber dann noch auf einer fremden Station – ein scheußlicher Gedanke. Ich visualisiere also positiv, und schließlich kommt der Tag, an dem ich entlassen werde. Vorher werden meine Drainagen gezogen – ich kann mich nun endlich ohne Medikamentenständer bewegen.

Über die Wochen hat sich allerhand Kram in meinem Krankenzimmer angesammelt – Bücher, die ich nicht gelesen, Glücksbringer, die ich immer wieder in meinen Händen gehalten, und Fotos, die ich immer wieder betrachtet habe, Kosmetik, die ich nicht benutzt, und Kleider, die ich im Wesentlichen nicht getragen habe. Die Schwestern helfen mir beim Packen, da mich jede Bewegung nach wie vor sehr anstrengt. Zum Abschied gibt mir mein Stationsarzt noch eine lange Liste mit Medikamenten, die ich einnehmen soll, und deren Dosierung mit. Auch erklärt mir eine Schwester, wie ich die Pflaster über den durch die gezogenen Drainagen verursachten Wunden nach dem Duschen wechseln soll. Befreit von den Drainagen werde ich endlich duschen können! Ich verabschiede mich von allen und lasse noch ein Geschenk für alle Mitarbeiterinnen im Schwesternzimmer da. Ich bin zutiefst dankbar, wie gut ich hier von allen betreut wurde. Dennoch fällt mir der Abschied nicht schwer, und ich laufe, gestützt von Mathias, zum Auto. Endlich nach Hause! Ein Kontroll-

MRT-Termin ist für die Woche nach Heiligabend vereinbart, ich habe jetzt also einige Tage ohne Krankenhaus vor mir. Das fühlt sich nach all den Wochen der engmaschigen Überwachung einerseits ein bisschen abenteuerlich an, andererseits freue ich mich unglaublich auf meine Familie und mein Zuhause.

Und es ist tatsächlich wunderbar, zu Hause zu sein. In meinem eigenen Bett zu schlafen und mein eigenes Bad zu benutzen, fühlt sich paradiesisch an. Mein jüngster Sohn ist schon für die Weihnachtsfeiertage angereist und unterstützt mich, wo er kann. Unsere liebe Haushaltshilfe liest mir jeden Wunsch von den Augen ab und freut sich so sehr, dass ich wieder zu Hause bin. Auch meine Dackelin Daisy macht einen Freudentanz. Ich bin so glücklich. Doch schon nach zwei Nächten kehre ich zurück ins Krankenhaus – ich fühle mich am Morgen entsetzlich schwach, und mir ist noch übler als sonst. Ich muss mich übergeben. Panik steigt in mir auf. Ich habe Angst vor weiteren Komplikationen. Als ich auf der chirurgischen Station ankomme, lege ich mich sofort auf eine Liege, so schwach fühle ich mich. Die Ärzte vermuten nach dem MRT, dass der transgastrische Stent verstopft ist. Er soll deshalb ausgetauscht werden. Zum Glück ist der Arzt, der ihn eingesetzt hat, diese Woche noch im Dienst, und für morgen früh wird ein Termin für einen weiteren Eingriff vereinbart. Das ist zwei Tage vor Weihnachten. Nach dem Eingriff soll ich noch eine Nacht zur Überwachung auf der Station am anderen Klinikstandort bleiben. Wenn alles gut geht, kann ich am 23. Dezember entlassen werden. Ich mache mir keine Sorgen mehr über die Narkose. Ich möchte den Eingriff einfach nur noch hinter mich bringen. Glücklicherweise kenne ich den Arzt vom letzten Eingriff, vertraue ihm und fühle mich gut bei ihm aufgehoben. Mein Eindruck ist, dass alle Ärzte, von denen ich in dieser Zeit betreut wurde, auf ihrem Fachgebiet sehr kompetent sind. Wenn es mir gelang, aufgrund ihrer menschlichen Zuwendung Vertrauen zu fassen, so wie bei diesem Spezialisten, konnte ich die Eingriffe immer besser ertragen als in den Fällen, in denen ich von der Seite des Arztes keine Empathie spürte. Der Arztberuf ist ein Helferberuf, und dazu gehört zu einem ganz wesentlichen Teil auch die Liebe zum Menschen. Wenn der Patient diese spürt, schafft das ein Vertrauen, das der Heilung zugutekommt – davon bin ich zutiefst überzeugt und habe es so erlebt.

Ich habe Glück – der verstopfte Stent kann problemlos gewechselt werden. Nach einer Nacht auf der chirurgischen Station des anderen Klinikstandortes bitte ich den Stationsarzt noch vor der Ausstellung des Arztbriefs, dessen Fertigstellung die Entlassungszeit immer verzögert, nach Hause zu dürfen. Zu meiner Überraschung hat der fleißige Arzt den Brief bereits geschrieben, und um Punkt neun Uhr morgens holt mich meine Familie ab. Es ist ein Tag vor Weihnachten, und ich darf tatsächlich die Feiertage mit meinen Lieben zu Hause verbringen. Meine Euphorie übertrumpft kurz mein Schwächegefühl.

Zu Hause

Meine Familie ist überglücklich, dass ich Weihnachten mit ihr zu Hause bin. Auch für sie waren die vergangenen Wochen enorm belastend und anstrengend, und alle freuen sich auf ein fröhliches, entspanntes Miteinander. Ich habe mich so auf Weihnachten mit ihnen gefreut, regelrecht auf diese gemeinsamen Tage hingefiebert, und nun kostet es mich in meinem geschwächten Zustand immens viel Anstrengung, allein durch den Tag zu kommen, sodass ich in dieser Zeit nicht ein einziges Mal lächele, wie es mir mein ältester Sohn später erzählen wird. Ich hatte bei der Entlassung aus der Klinik die naive Vorstellung, dass ich befreit von den Drainagen im Bauchraum schlagartig besser essen und laufen können würde. Irgendwie dachte ich, dass mein Zustand Tag für Tag Fortschritte machen würde, sobald ich nur in meinem wohltuenden häuslichen Umfeld sein würde. Meine Onkologin hatte versucht, mich bereits vor der Entlassung darauf vorzubereiten, dass die Genesung sehr lange dauern und dass ich nach all den Wochen im Krankenhaus extrem schwach sein würde. Irgendwie habe ich ihre Worte damals nicht an mich herangelassen und muss nun daran denken, wenn ich mit meinen Jungs am Küchentisch sitze und nicht weiß, wie ich sitzen soll, weil mir mein Bauch so wehtut. Essen geht nach wie vor gar nicht. Ich verspüre vor fast allem Ekel und schaffe es kaum, ein paar Bissen runterzubekommen. Ich nehme mir vor jeder Mahlzeit vor, wie viel ich essen möchte, um wieder zu Kräften zu kommen. Oft genug gelingt mir dieses Pensum nicht. Ich sitze vor meinem Teller, führe die Gabel zum Mund und schaffe mit großer Mühe nur wenige Bissen. So in etwa muss es sich für Menschen mit Magersucht anfühlen, denke ich – mit dem Unterschied, dass ich gern essen möchte. Jeder Schritt strengt mich in diesen Tagen an, und Treppensteigen ist Hochleistungssport für mich. Ich versuche, in die Knie zu gehen – es gelingt mir nicht, und ich erschrecke mich darüber. Ich kann kaum fassen, wie ungelenk ich nach diesen Wochen des Klinikaufenthalts geworden bin, und fühle mich wie eine Hundertjährige. Ich kann keine Hosen mit engem Bund tragen, weil sie mir den operierten Bauchraum einschnüren, was mir Schmerzen bereitet.

Heiligabend schminke ich mich das erste Mal seit Wochen, lege Schmuck an und trage ein Kleid, das ich liebe. Meine Familie rührt mich zu Tränen mit ihren liebevollen Überraschungen, und auch ich lande glücklicherweise Volltreffer mit den Geschenken, die ich vom Krankenhaus aus für sie bestellt habe – die einzige Aktivität, zu der ich mich in dieser Phase aufraffen konnte. Am festlich gedeckten Esstisch schaffe ich es kaum zu sitzen, einer meiner Söhne baut mir eine Polsterkonstruktion, auf der ich mich bequem anlehnen und meine Beine ausstrecken kann. Die Gerüche des Festessens lösen bei mir eine grandiose Übelkeit aus. Meine Familie liebt gemeinsame Festmahlzeiten, ich normalerweise auch, aber in diesem Jahr ist das lange Weihnachtsessen eine einzige Qual für mich. Ich möchte meiner Familie den Spaß nicht verderben, aber es gelingt mir einfach nicht, fröhlich zu sein. Ich sehne mich nur nach meinem Bett. Ich dachte, zu Hause wird alles gut, und dennoch erlebe ich mich so niedergeschlagen. Das Bewusstsein, dass ich meine Familie enttäusche mit meiner gedrückten und so gar nicht weihnachtlichen Stimmung, macht mich noch unglücklicher. Ich kritisiere mich innerlich selbst für mein Verhalten, so gern wäre ich positiver und wünschte mir, eine bessere Präsenz für alle auszustrahlen, schaffe es aber aufgrund meiner Übelkeit, Schwäche und Sorgen nicht, wohlgemuter zu sein. Spirituell entwickelte Autoren, deren Bücher ich so gern lese, schreiben davon, wie der Geist die Schwächen des Körpers überwinden kann. Sosehr ich diese Haltung bewundere und mich bemühe, sie ansatzweise einzunehmen – es gelingt mir nicht.

Ich versuche jeden Tag, einige Schritte im Garten zu gehen. Endlich kann ich die frische Luft atmen, nach der ich mich wochenlang gesehnt habe. Ich weiß, wie wichtig Bewegung und Physiotherapie für meinen Heilungsprozess sind. Kurz nach Weihnachten kommt meine Physiotherapeutin, die seit fast zwanzig Jahren abwechselnd die gesamte Familie behandelt hat. Ich bin so unendlich dankbar, dass sie mir Hausbesuche abstattet – die Vorstellung, mich in eine Praxis bewegen zu müssen, überfordert mich zu diesem Zeitpunkt komplett. Ich habe etwas Angst vor ihrem Blick, mit dem sie meiner neuen Erscheinung begegnen wird. Sie benimmt sich völlig selbstverständlich, als ich in den Kellerraum komme, in dem wir miteinander arbeiten werden. Ich muss mich nach meinem noch unnatürlich nach vorn gekrümmten Gang in den Keller als Erstes erschöpft auf einen Stuhl setzen. Dann überkommt mich meine Verzweiflung, und es bricht aus mir heraus: »Werde ich je wieder richtig laufen können?« Sie blickt mich mit ernsten Augen an, pausiert kurz und sagt: »Ja, aber es wird dauern.« Tränen laufen mir die Wangen hinunter, und ich schäme mich für meine Schwäche, aber ich kann nicht anders. Vor meinen Kindern versuche ich, keine Tränen zu zeigen, aber bei dieser langjährigen Bekannten, die meinen Zustand auch medizinisch einschätzen kann, gelingt mir dies nicht. Sie legt tröstend den Arm um mich, und das tut mir gut.

Auf dem Weg zum ersten Kontroll-MRT nach Weihnachten wird mir etwas bang ums Herz. Ich hoffe, dass keine neuen Komplikationen aufgetreten sind und sie mich nicht in der Klinik behalten werden. Zum Glück ist in diesen Tagen nicht viel los in der Radiologie, und ich muss nicht so lange warten wie sonst. Vor der Untersuchung muss ich noch zur Blutabnahme auf meine alte Station. Leider schaffe ich den Gang von der Station zur Radiologie noch nicht selbstständig und muss mit dem Rollstuhl geschoben werden. Aber immerhin liege ich nicht mehr im Bett, und das freut mich. Das MRT ist zum Glück unauffällig, und meine Freude, die Klinik wieder verlassen zu dürfen, ist immens.

Die Tage zwischen den Jahren sind geprägt von Übelkeit, der Sorge, essen zu müssen und nicht zu können, und der segensreichen Gesellschaft meiner Familie. Die Jungs sind alle da, und ich habe Freude an ihren Wortgefechten, die sich seit Kindheitstagen eigentlich nur inhaltlich verändert haben, und der Art, wie sie sich gegenseitig auf den Arm nehmen. Sie sind froh, miteinander Zeit zu verbringen, und das ist mein größtes Glück. Nach Weihnachten kommt die Freundin meines ältesten Sohnes zu Besuch, und ich freue mich, etwas weibliche Energie im Haus zu spüren. Diese Generation selbstbewusster junger Frauen finde ich spannend, und die Gespräche mit ihr und den Jungs lenken mich ab.

Silvester kommt, und ich bitte meine Familie auszugehen. Das tun sie zum Glück alle, und ich bin zum ersten Mal an Silvester allein. Ich gehe sogar vor Mitternacht schlafen, was ich seit meiner frühen Kindheit nicht mehr getan habe, wache aber von den Feuerwerksgeräuschen auf. Es ist seltsam so allein, und ich stehe auf, um das Feuerwerk aus der Ferne zu betrachten. Danke, lieber

Gott, denke ich, als ich in den von bunten Funken erleuchteten Himmel sehe, dass ich so weit gekommen bin.

Zum ersten Mal nach der Klinikentlassung spüre ich intensive Dankbarkeit in meinem Herzen. Ich hatte mir seit der Entlassung aus der Klinik so sehr gewünscht, dies zu empfinden für all das, was gut gegangen ist, und in dieser Silvesternacht ist die Dankbarkeit tatsächlich stärker als das belastende Trio aus Übelkeit, Schmerzen und Sorgen. Und sie fühlt sich gut an.

Im Gegensatz zu vielen anderen Menschen liebe ich Silvester, ich empfinde es immer als frisch und hoffnungsvoll. Zum Glück ist es auch in diesem Jahr so. Ich denke zurück an das letzte Silvester, das ich gemeinsam mit meiner Familie fröhlich gefeiert habe, und auf das dann so ein hartes Jahr folgte. Heute hoffe ich auf ein besseres Jahr und vor allem auf Gesundheit.

Mein ältester Sohn und seine Freundin sagen eine geplante Fernreise ab, um länger Zeit mit der Familie zu verbringen. Eine größere Freude können sie mir nicht machen. Auch wenn ich unter Übelkeit und Schmerzen leide, weiß ich doch jede Minute ihrer Gegenwart zu schätzen.

Anfang Januar hat Mathias geplant, dass ich ihn in eine private Klinik begleite – er verbringt dort eine Woche mit Fasten und einigen Untersuchungen und möchte, dass ich dort stärkende Rehamaßnahmen erhalte. Ich kann mir in meinem geschwächten Zustand kaum vorstellen, eine Reise anzutreten, doch meine gesamte Familie argumentiert, dass es das Beste für mich ist. Tatsächlich habe ich Angst vor dem Moment, wenn die Jungs wieder abgereist sind, weil für sie der Berufsalltag beginnt, und ich dann auf mich gestellt sein werde. Da ich mir regelmäßige Fahrten in Arztpraxen noch nicht vorstellen kann, erscheint mir ein Klinikaufenthalt, bei dem ich von Mathias begleitet und unterstützt werden kann, rational am sinnvollsten. Dennoch habe ich große

Angst davor, mein Zuhause und die beruhigende Nähe der Klinik, die meine gesamte Krankenhistorie kennt, zu verlassen. Außerdem würde ich nach den langen Wochen im Krankenhaus gern mein Zuhause genießen und nicht schon wieder als Patientin in eine Klinik einchecken. Ein Gespräch, bei dem ich meinen Chirurgen um Rat frage, ergibt, dass das ehemalige Krankenhaus, in dem er früher gearbeitet hat, ganz in der Nähe der Klinik ist. Er kennt dort noch ehemalige Kollegen und kann bei Bedarf einen Kontakt herstellen. Nun habe ich wirklich keine Argumente mehr gegen die Reise, außer meiner Angst – und deshalb trete ich sie an.

Jeden Tag ein paar Schritte mehr

Die Reise in die Klinik erschöpft mich völlig, und ich bin den Tränen nah, als wir endlich ankommen. Ich möchte mich einfach nur noch auf mein Bett fallen lassen. Gleich im Eingangsbereich treffen wir einen Bekannten, der, wie er erzählt, jedes Jahr nach Neujahr seine Entgiftungskur hier macht, und es ist mir unangenehm, in meinem Zustand gesehen zu werden. Im Treppenhaus auf dem Weg zu meinem Zimmer treffen wir die nächste Bekannte. Verzweifelt halte ich die Begrüßung unhöflich kurz und flüchte ins Zimmer. Daran hatte ich nicht gedacht. Dass ich hier Bekannte treffen würde, vor denen es mir unangenehm sein würde, dass sie mich geschwächt, ohne Haare und nur mit labberigen Wollleggins bekleidet sehen, weil mir jedes andere, am Bauch einschnürende Kleidungsstück zu eng ist. Ich hatte mir vorab alle möglichen Worst-Case-Szenarios ausgemalt, bei denen ich medizinische Hilfe benötigen würde, aber dass ich hier mir bekannte Menschen treffen würde, die mich in einem Zustand sehen, in dem ich mir gewünscht hätte, dass mich keiner meiner Bekannten erlebt, das hatte ich mir nicht vorgestellt. Im Verlauf des Klinikaufenthalts treffe ich noch weitere Bekannte, die sich um ihre Gesundheit kümmern – die Neujahrsvorsätze wirken in dieser Zeit offensichtlich besonders aktiv – alle sind taktvoll, empathisch und lassen mich ihre Anteilnahme auf eine unaufdringliche Art und Weise spüren. Ohnehin ist jeder Gast in diesem Betrieb vor allem mit sich und seiner eigenen Gesundheit beschäftigt, sodass ich mich daran gewöhne, langsam und in meiner gebückten Haltung an den anderen Gästen vorbeizuschlurfen. Eine italienische Dame, die das gegenteilige Problem von mir hat – sie muss nicht wie ich dringend zunehmen, sondern viele Kilos abnehmen –, berührt mich sehr mit ihrer liebevollen Art, mir zu begegnen. Sie lächelt mich jedes Mal freundlich an, wenn ich an dem ihr zugewiesenen Einzeltisch vorbei zu »meinem« Tisch gehe, und eines Tages beginnen wir ein kurzes Gespräch. Auf diese wunderbare und einzigartige italienische, herzliche und liebevolle Art und Weise macht sie mir ein Kompliment zu meiner Ausstrahlung. Ich bin völlig perplex. Ich blicke eigentlich kaum jemanden an in dieser Klinik, weil ich mich so unwohl fühle, so jämmerlich und auch unattraktiv komme ich mir vor, und sie macht mir solch ein liebes Kompliment. Unabhängig davon, wie treffend diese Bemerkung war, erinnert sie mich wieder einmal daran, dass der Mensch doch so viel mehr ist als sein Körper und sein Aussehen und dass es falsch ist, sich selbst mental darauf zu reduzieren – und gleichzeitig ist es eine große Herausforderung, dies nicht zu tun.

Das Essen ist nach wie vor mein größtes Problem. Es tut gut, mir nicht selbst überlegen zu müssen, was ich essen wollen würde, sondern liebevoll zubereitete Mahlzeiten offeriert zu bekommen. Mathias versucht, mich beim Essen anzuspornen. Einmal, als ich nach wenigen Bissen wieder einmal den Teller von mir wegschiebe und die Gabel beiseitelege, sagt er: »Komm, Ulrike. Mind over matter – es ist nur dein Verstand, der dir sagt, dass du nicht mehr essen magst, überwinde dich.« Damit hat er einen feinen Nerv bei mir getroffen, ich fühle mich beschuldigt, dass ich mich »anstelle« und nicht genügend bemühe. Nur um ihm zu beweisen, dass ich mich eben nicht »anstelle« und entgegen dem Gefühl, dass mein Magen bereits randvoll gefüllt ist, esse ich noch einen Bissen Brokkoli – und muss mich leider direkt im Anschluss übergeben. So unangenehm das ist, irgendwie beruhigt es mich, dass ich die Signale meines Körpers wohl doch richtig einzuschätzen weiß, auch wenn ich mir wünschte, dass sie anders wären.

Ich erhalte zur Stärkung und um den Heilungsprozess zu aktivieren Vitamin-C-Infusionen, mache zum Muskelaufbau kleine physiotherapeutische Übungen, bekomme Massagen gegen die durch meine Schonhaltung entstandenen Verspannungen, Akupunktur gegen die Übelkeit und osteopathische Behandlungen für meinen operierten Bauchraum. Das Programm strengt mich sehr an, aber da alle Therapien in einem Gebäude stattfinden und die Wege, die ich zurücklegen muss, nicht zu lang sind, lässt es sich bewältigen. Nach jeder Behandlung laufe ich erschöpft die Treppen zu meinem Raum hoch und belohne mich mit einer Episode »Ted Lasso«, die mich bestens unterhält und ablenkt. Es ist seit langer Zeit das erste Mal, dass ich mir wieder eine TV-Serie ansehe. So seltsam es klingen mag, betrachte ich das nach den trüben Wochen des Krankenhausaufenthalts, in denen ich keine Energie für Input jedweder Art hatte – weder für Filme noch für das Lesen von Büchern oder das Hören von Podcasts –, als einen wunderbaren Fortschritt. Auch beginne ich wieder mit kurzen Meditationen. Mit einer Chakren-Meditation versuche ich, heilende Energie in die verschiedenen körperlichen Zentren zu senden und insgesamt die Frequenz meiner Gesamtenergie zu erhöhen. Es tut mir gut, etwas aktiv für meine Heilung zu tun. Ein netter Therapeut erfährt, dass ich Trampolinspringen liebe. Er bringt mir ein kleines Trampolin auf mein Zimmer. Zwei Tage beäuge ich es zögernd von meinem Bett aus, und am dritten Tag wage ich es, mich vorsichtig darauf zu stellen. Ich mache vorher meine Lieblingsmusik an, öffne das Fenster und wippe dann im Takt der Musik auf der Sprungfläche. Springen geht noch nicht, aber Wippen funktioniert, und das fühlt sich gut an. Wie großartig! Ich spüre endlich einen kleinen körperlichen Fortschritt.

Mathias reist nach einer Woche ab, und ich traue mir nach diesen gemeinsamen Tagen zu, den Aufenthalt allein fortzusetzen. Zum Glück darf ich einige Mahlzeiten auch auf dem Zimmer einnehmen, das ist für mich weniger anstrengend, als allein im großen Speisesaal zu sitzen, während ich mich mit dem Essen abmühe. Mit Mathias gemeinsam bin ich ein paarmal auf dem vereisten Weg gelaufen, der von der Klinik in einen kleinen Wald führt. Sehr langsam schaffe ich es zunächst nur wenige Meter. Der Weg führt leicht bergauf, und das strengt mich sehr an. Mathias bittet mich vor seiner Abreise um das Versprechen, dass ich es bis zu meiner Abreise schaffe, bis zum Waldrand zu laufen. Ich verspreche es nicht, denn die Entfernung erscheint mir unendlich weit, aber ich verspreche ihm, mich zu bemühen. Tag für Tag schlurfe ich, von langen Pausen unterbrochen, diesen Weg entlang, werde flott von etwa achtzigjährigen anderen Gästen überholt, bin aber froh, dass ich überhaupt wieder laufen kann. Auch wenn mir das Laufen im Operationsbereich ziehende Schmerzen bereitet, schaffe ich es tatsächlich, vor dem Abreisetag den Waldrand zu erreichen. Ich fühle mich großartig und sende Mathias ein Beweis-Selfie.

Die Bekannte, die ich am ersten Tag im Treppenhaus traf, hinterlässt mir, bevor sie abreist, ein in Folie eingeschweißtes Kleeblatt an meinem Esstisch, ein anderer Gast hinterlegt vor seiner Abreise ein Buch mit Genesungswünschen an der Rezeption für mich, und ein anderer Bekannter schreibt mir vor seiner Abreise mit wunderschöner Handschrift in grüner Tinte einen Brief mit guten Wünschen. All diese kleinen Gesten haben für mich eine große Wirkung. Die Anteilnahme und Empathie, die ich erfahre, gehen direkt in mein Herz und geben mir Kraft. Hatte ich zu Beginn des Klinikaufenthalts gehofft, zurückgezogen von den anderen Gästen einfach meine Therapien zu absolvieren, bin ich jetzt dankbar für diese feinen mitmenschlichen Gesten, die ich erfahre.

Meine liebe italienische Freundin reist zwei Tage vor meiner Abreise an, um Zeit mit mir zu verbringen und um mich auf der Heimreise zu begleiten. Seit vielen Wochen habe ich keine Freundinnen gesehen, da ich mich während der Chemotherapie und nach der Operation komplett von der Außenwelt zurückgezogen habe. Es ist das erste Mal nach der Klinikentlassung, dass mich meine Freundin so geschwächt sehen wird, und ich weiß, dass es mir nichts ausmachen wird. Ich bin wahnsinnig froh, sie um mich zu haben, ihre liebevolle, optimistische und fürsorgliche Energie wirkt wunderbar auf mich. Genauso vertraut und wohltuend ist der Besuch meiner Schwester, die mir direkt sagt, dass sie mir, sollte ich es je benötigen, eine Niere spenden würde. Ich habe über dieses Szenario noch gar nicht nachgedacht, bin jedoch sehr gerührt von ihrer Aussage. Ich spüre, wie gut mir die Nähe und der Austausch mit den mir engen Menschen tut.

Nach drei Wochen Reha-Aufenthalt fühle ich mich gestärkter und bin froh, dass ich es gewagt habe, hierherzureisen. Auch wenn ich diese Wochen in einer Klinik verbracht habe, fühlte sich mein Leben in dieser Zeit wieder etwas selbstbestimmter und aktiver an als in all den Wochen davor im Krankenhaus.

Vorsichtig zurück ins Leben

Zwei Tage nach meiner Rückkehr zu Hause habe ich wieder einen Kontroll-MRT-Termin. Wie immer breitet sich Nervosität in mir aus, bevor ich meine alte Station zur obligatorischen Blutabnahme betrete, um meine Nieren- und Schilddrüsenwerte überprüfen zu lassen. Die Schwestern begrüßen mich fröhlich: »Sie sehen ja wie ein ganz anderer Mensch aus!« Immerhin kann ich nun endlich allein in die MRT-Abteilung gehen und muss weder im Bett noch im Rollstuhl dahin geschoben werden, was sich großartig anfühlt.

Nach der Untersuchung warte ich im Aufenthaltsraum der Station auf die ärztliche Auswertung des MRT. Die beiden Chirurgen, die mich operiert haben, und der Stationsarzt betreten nach einiger Zeit mit ernsten Gesichtern den Raum. Sie begrüßen mich, und einer der Chirurgen fragt mich, wie es mir geht. Panik steigt in mir auf. Warum fragt er so ernst, wie es mir geht? Sieht das MRT etwa schlecht aus? Schnell antworte ich: »Gut. Ich habe noch einige Schmerzen im Bauchraum, aber Sie machen mir Angst – ist alles o. k. mit meinem MRT?« Der Arzt lächelt und antwortet sofort: »Es ist alles in Ordnung. Keine Rezidive. Ein ganz kleines bisschen Flüssigkeit befindet sich noch im Bauchraum, fingernagelgroß. Das ist nicht dramatisch.« Mir fällt ein

Stein, nein, ein ganzer Berg vom Herzen. Nun nichts wie weg von hier, denke ich, und verlasse frohen Herzens das Krankenhaus.

Zu Hause kann ich den Alltag noch nicht allein bewältigen, und ich werde liebevoll von meiner Haushaltshilfe unterstützt. Ihre gute Energie, ihre mitdenkende und gleichzeitig zurückhaltende Art tun mir enorm gut. Obwohl ich mich nicht so fühle, sagt sie mir immer wieder, wie stark ich sei und dass sie für mich beten würde. Auch andere Freundinnen sagen, dass sie mich in ihre Gebete einschließen, und eine Freundin sendet mir Videos von ihr bekannten Gruppen, die sie gebeten hat, für meine Heilung zu meditieren. All diese liebevolle Energie erreicht mich und schenkt mir Kraft.

Mein ältester Sohn überrascht mich damit, dass er eine sogenannte Coherence Healing Sitzung für mich organisiert hat. Diese wird durchgeführt von einer ehrenamtlich arbeitenden Gruppe, die geübt ist in der Meditation des Autors Joe Dispenza, durch dessen Bücher auch ich zur Meditation gefunden habe. Für diese Sitzung wird ein Zoom-Termin vereinbart, und eine Gruppe von meditierenden Menschen (die sogenannten healer, also Heiler) meditiert für Menschen, die sich Heilung wünschen (die sogenannten healees oder zu Heilende). Ich weiß, dass mein Sohn keinen Zugang zur Meditation hat und ihm diese ganze Angelegenheit sicher auch höchst esoterisch erscheint, umso mehr bewegt es mich, dass er diese Sitzung für mich bucht.

Die vereinbarte Coherence Healing Sitzung durch eine amerikanische Gruppe von jungen Meditierenden – jungen Erwachsenen unter dreißig Jahren – findet an einem Sonntagnachmittag statt. Außer für mich wird in dieser Sitzung für drei weitere Personen meditiert, jedem zu Heilenden wird eine Meditation von etwa zwanzig Minuten gewidmet. Man sieht die Gruppe der Menschen, die für einen meditiert, vor der eigentlichen Meditation auf dem Bildschirm. Junge Leute, die in ihren Studentenzimmern oder Wohnungen vor ihren Bildschirmen sitzen. Ich liege auf meinem Sofa mit einer Mütze, um meinen immer noch nicht stark behaarten Kopf zu verbergen, und schließe die Augen. Ich höre die Anweisungen für die Meditierenden und die Hintergrundmusik und lasse mich auf diese Energie ein. Auch wenn wir Tausende Kilometer voneinander entfernt sind, kann ich diese Energie spüren. Es ist nicht so, dass ich mich nach der Meditation schlagartig oder auf wundersame Weise geheilt fühle. Sie gibt mir jedoch innere Kraft. Die Tatsache, dass sich mir unbekannte junge Menschen an ihrem Wochenende Zeit nehmen, um meine Heilung zu unterstützen, macht mich demütig. Gutes zu tun, ist offensichtlich ein zutiefst menschliches Bedürfnis, und ich erlebe in diesen für mich von Schmerzen und Sorgen geprägten Wochen viel davon.

Jetzt, in dem Moment, da ich endlich die Klinikaufenthalte hinter mir gelassen habe, steigt die Sehnsucht nach »normalem« Leben und sozialen Aktivitäten. Es ist immer noch Winter, die Infektionszahlen sind hoch, ich fühle mich nach wie vor schwach, und so wage ich es nicht, auszugehen, um Freunde außerhalb der sicheren Zone meines Zuhauses zu treffen. Ich beginne jedoch, Freundinnen und Freunde zu mir nach Hause einzuladen. Sie alle machen einen Covid-Test, bevor sie zu mir kommen, und es tut mir unglaublich gut, mich wieder von Angesicht zu Angesicht mit ihnen auszutauschen.

Jeden Tag unternehme ich einen kleinen Spaziergang. Ich setze mir Ziele, wie weit ich an jedem Tag laufen möchte. Nicht immer gelingt es mir, die Strecke zu steigern, und oft muss ich Pausen machen. Ich sitze dann dick eingepackt auf einer Bank, und wenn ich Glück habe, spüre ich die zarte Februarsonne im Gesicht. Wenn ich Leute aus der Nachbarschaft treffe, muss ich nichts erklären, da ich eine dicke Mütze trage, die meinen kahlen Kopf bedeckt. Nach einigen Wochen kann ich endlich Fortschritte erkennen: Die Strecke, die ich schaffe, wird eindeutig länger. Stolz sende ich dann meiner Familie Fotos von den Zielen, die ich erreicht habe.

Mitte Februar habe ich einen wichtigen Termin – der transgastrische Stent soll endlich entfernt werden. Ich muss mich morgens zu dem Eingriff in der Klinik einfinden – die Prozedur kenne ich mittlerweile, und der mir bereits bekannte Arzt ist so freundlich und beruhigend wie bei den vorherigen Eingriffen. Zur Überwachung soll ich nach dem Eingriff wieder eine Nacht auf meiner alten Station verbringen. Zum Glück bin ich heute im Vergleich zu meinen früheren Klinikaufenthalten in der Lage, mein Zimmer zu verlassen, und kann auf dem Klinikgelände einige Schritte an der frischen Luft gehen. Als ich abends auf meinem Klinikbett sitze und sich eine beklemmende, düstere Stimmung in mir breitmacht, frage ich mich, wie ich es so viele Wochen allein auf meinem Stationszimmer ausgehalten habe. Und ich erinnere mich: Die Frage stellte sich damals gar nicht. Ich war in einem dunklen Tunnel, durch den ich mich arbeiten musste, um ans Licht zu kommen. Es gab keine Alternative.

Schon als ich am nächsten Morgen das Klinikfrühstück zu mir nehme, merke ich, dass ich besser essen kann. Ohne den Stent ist die Übelkeit weg! Ich schaffe es problemlos, ein Brot und ein hart gekochtes Ei zu essen. Das ist ein Rekord für mich! Mein Magen fühlt sich nicht mehr so beengt an. Kein Arzt konnte mir sagen, ob meine Probleme mit dem Essen und der Übelkeit noch Nachwirkungen der OP sind oder ob der transgastrische Stent etwas damit zu tun hat. Nachdem er entfernt ist und es mir besser geht, bin ich euphorisch gestimmt, und neue Energien werden in mir freigesetzt. Als ich nach meiner Klinikentlassung mittags zu Hause ankomme, nehme ich mir vor, ein Päckchen für eine kranke Freundin zur Post zu bringen. Einer meiner Söhne hatte mir zu Weihnachten eine flauschige Wärmflasche geschenkt, die ich seit Weihnachten nonstop im Bett auf meinen Bauch oder hinter meinen Rücken gelegt habe und die mir unfassbar gutgetan hat, und ich habe meiner Freundin, die auch sehr schwach ist, eine ähnliche Wärmflasche bestellt. Ich weiß nicht, ob ich es bis zur Post schaffe. Ich habe ein bisschen Angst davor, in meinem geschwächten Zustand dort Schlange stehen zu müssen, aber ich fühle mich so energiegeladen wie seit Ewigkeiten nicht mehr und möchte das Geschenk jetzt einfach wegschicken. Meine Euphorie steigert sich, als ich das Päckchen auf den Weg gebracht habe und mir dieser für mich noch anstrengende Gang gelungen ist. Ich fühle mich, als ob ich einen Berg versetzt hätte. Ich bin so froh, etwas von meiner Selbstständigkeit zurückzugewinnen.

Nach diesem Gang zur Post wage ich es am nächsten Morgen, den – in meinem Zustand – recht langen Weg zum Wochenmarkt anzutreten. Ich weiß nicht, ob ich es tatsächlich bis dorthin schaffe, aber ich nehme es mir vor. Auch diese Strecke bewältige ich, und ich schaffe es, dort einzukaufen und die Einkäufe nach Hause zu tragen. Ich fühle mich so unbeschreiblich glücklich, endlich große Schritte in Richtung der ersehnten Normalität des Alltags zu erkennen.

Meine Physiotherapeutin sagte mir nach einigen Wochen Therapie, dass ich ab einer gewissen Gewichtszunahme wieder mehr Energie spüren würde. Und es ist tatsächlich so: Ab dem Moment, ab dem ich ohne Übelkeit essen und die Essensmenge steigern kann und keinen Ekel mehr, sondern wieder Freude am Essen verspüre, geht es mir schlagartig besser, und ich spüre, wie Stück für Stück mehr Energie in meinen Körper zurückkehrt. Sicherlich unterstützen auch die regelmäßigen Vitamin-C-Infusionen und ein sogenanntes Höhentraining bei meiner Internistin meine

Stärkung. Bei dem Höhentraining atme ich durch eine Maske im Wechsel Luft mit normalem Sauerstoffgehalt und Luft mit weniger Sauerstoffgehalt – zusammengesetzt wie in den Höhenlagen der Berge – ein. Dieses Prozedere soll die Zellaktivität in den Mitochondrien und somit meine Energie stimulieren.

Ein großes Highlight ereignet sich am Tag nach meinem Marktgang: Ich traue mich wieder, allein Auto zu fahren. Nach Monaten sitze ich endlich wieder am Steuer meines Autos und fühle mich wahrhaftig wie eine Königin! Ich fahre nur eine kurze Strecke, um mir bestelltes Essen bei einem asiatischen Restaurant abzuholen, und ich bin euphorisch, dass ich hierzu wieder in der Lage bin. Im Laufe der nächsten Wochen gewinne ich allmählich meine Selbstständigkeit wieder zurück. Nach der langen Zeit der Abhängigkeit von der Pflege anderer Menschen und dem Gefühl der verlorenen Selbstbestimmtheit ist das ein großartiges Gefühl. Es gelingt mir zunehmend besser, meinen Alltag zu bewältigen.

Anfang März, vier Monate nach meiner Operation, wage ich es, meine erste Post-Reha-Reise anzutreten. Wir planen ein Familientreffen in Italien. Vor dem Flug und den langen Wegen am Flughafen habe ich großen Respekt und mache mir Sorgen, ob das nicht alles zu anstrengend wird, aber ich möchte diese Reise unbedingt unternehmen. Für mich bedeutet Reisen ein großes Stück Normalität, und diese Normalität möchte ich mir zurückerobern. Ich fliege mit einer sogenannten Billig-Airline. Das Boarding beginnt zum Glück nicht allzu verspätet. Ich schaffe es, meinen Handgepäckkoffer die Treppe hochzutragen, muss aber schon ziemlich bald nach Luft schnappen. Als ich im Flugzeug ankomme, erkläre ich dem Steward, dass ich vor Kurzem eine Operation hatte, und bitte ihn, mir mein Handgepäck in die Gepäckablage zu heben, was er umgehend tut. Der Flug verläuft unkompliziert, ich sitze als eine von wenigen Passagieren mit einer Maske auf meinem Platz.

Neben mir sitzt eine fantastisch aussehende, schicke ältere Dame, die ihrer Nachbarin auf der anderen Seite berichtet, dass sie fünfundachtzig Jahre alt sei. Ich glaube nicht, dass ich ihr Italienisch falsch verstanden habe, und bin tief beeindruckt, wie fit, elegant und fidel sie in ihrem Alter diese Reise meistert. Ihre lebensfrohe Ausstrahlung schwappt zu mir herüber, und ich freue mich, endlich wieder reisen zu können.

Kurz nach der Landung nimmt der nette Stewart Blickkontakt mit mir auf, lächelt mich an und zeigt auf sich und das Gepäckfach. Wunderbar, denke ich. Ich hätte ihn jetzt nicht noch einmal um Hilfe gebeten, bin aber froh, dass er an mich gedacht hat. Als der Strom der Passagiere an mir vorbei nach vorne drängt, hievt er meinen Koffer nach unten, gibt mir ein Zeichen, ihm zu folgen, und trägt meinen Koffer die Treppe hinab durch den Nieselregen aufs Rollfeld. Über kleine Aktivitäten wie ebendiese – den Koffer die Treppe in den Flieger oder aus dem Flieger zu tragen, ihn in das oder aus dem Gepäckfach zu heben – denkt man in gesundem Zustand überhaupt nicht nach. Ich in meinem geschwächten Zustand habe mir vor diesem ersten Flug ohne Begleitung viele Gedanken darüber gemacht, ob und wie ich das schaffe. Diesen Steward muss mir ein Engel geschickt haben, denke ich, und danke ihm freudestrahlend.

Die schon leicht frühlingshaften Tage in Italien sind wunderbar, und nachdem meine Familie abgereist ist, bleibe ich noch einige Tage allein dort. Das ist eine große Mutprobe für mich – so weit weg von den mir bekannten Ärzten. Doch die Angst tritt vor Ort in den Hintergrund, und ich genieße meine wiedergewonnene Freiheit durch das Reisen.

In der dritten Nacht wache ich mit starken Blasenschmerzen auf. Ich bekomme Panik. Ich habe nach der großen OP nur noch eine Niere, und die Onkologin hatte mir erklärt, dass ich Blasenentzündungen sofort behandeln müsste, damit die Keime nicht in die Niere wandern können. Mitten in der Nacht buche ich einen Rückflug nach Hause für den nächsten Morgen und bin froh, dass es noch Plätze gibt. Ich mache in der Nacht kein Auge zu. Eine Laborprobe, die später bei einer Ärztin durchgeführt wird, ergibt, dass ich keine bakterielle Entzündung habe, die Schmerzen sind inzwischen auch abgeklungen. Ich bin erleichtert über das Ergebnis, wundere mich jedoch über die Schmerzen der vergangenen Nacht, für die die Ärztin auch keine Erklärung hat.

Die große Traurigkeit

In den folgenden Wochen traue ich mir Stück für Stück mehr Alltag zu. Ich besuche zum ersten Mal wieder eine Veranstaltung, die Lesung eines Freundes, der gerade einen Roman veröffentlicht hat. Ich freue mich, bei diesem besonderen Ereignis dabei zu sein, und sitze im Veranstaltungsraum, umringt von guten Freundinnen, wie in alten Zeiten, das fühlt sich wunderbar an. Ein bisschen mulmig ist es mir doch, dicht an dicht mit so vielen Menschen in einem nicht allzu großen Raum zu sitzen. Rechts hinter mir hustet jemand, und links hinter mir niest jemand – ich hoffe, dass ich mir keinen Infekt einfange, denn ich will auf keinen Fall, dass meine neu gewonnenen Kräfte wieder geschwächt werden. Zum Glück kann ich mich trotz der gefürchteten Aerosole auf die Lesung konzentrieren, der Roman gefällt mir, und mein Freund hat eine gute Lesestimme, sodass es Freude macht, ihm zuzuhören. Beschwingt von schönen Begegnungen verlasse ich diese erste Veranstaltung, die nach all den Wochen des Rückzugs einen Meilenstein für mich darstellt. Bald darauf besuche ich die Geburtstagsfeier eines anderen Freundes. Es ist eine große Veranstaltung mit vielen Menschen, und ich freue mich darauf. Kaum bin ich dort, merke ich, dass das Stehen in den Schuhen mit den hohen Absätzen, die ich das erste Mal seit meiner Erkrankung wieder trage, mich noch sehr quält. Auch mein enges Kostüm, was ich seit gefühlten Ewigkeiten nicht anhatte, schmerzt im Bauchraum. Der Small Talk mit Leuten, die ich nicht gut kenne, strengt mich an. Zum Glück sind meine Haare bereits gewachsen, richtig wie ich selbst fühle ich mich mit den kurzen Haaren jedoch noch nicht. Früher – also vor meiner Erkrankung – habe ich große Veranstaltungen geliebt und mich gefreut, mit unbekannten Menschen ins Gespräch zu kommen, heute fahre ich völlig erschöpft nach Hause. Ich merke, dass ich nach wie vor noch gut mit meiner Energie haushalten muss. Zeit mit vertrauten Freunden zu verbringen, tut mir gut, Zeit in großen Gruppen mit vielen Menschen, die ich nicht kenne, strengt mich sehr an. Wahrscheinlich, weil ich mein altes Selbst noch nicht wiedergefunden habe, denke ich auf der Fahrt nach Hause. Und dann wird mir auf einmal bewusst, dass das niemals passieren wird. Ich werde nie wieder zu der werden, die ich vor der Erkrankung war. Ich befinde mich in einem Entwicklungsprozess zu einem Post-Diagnose-Selbst und bin noch lange nicht angekommen. Ich fühle mich innerlich und äußerlich fragil, und das verunsichert mich.

Es ist Ende März, und Freunde haben mich über die Osterfeiertage nach Spanien eingeladen. Eine Gruppe von Freunden wird dort zusammenkommen, und die Gastgeber haben ein fantastisches Besichtigungsprogramm vor Ort organisiert. Ich habe solche Lust, diese schöne Einladung anzunehmen und endlich wieder ausgiebig Zeit mit meinen Freunden zu verbringen. Ich sehne mich so sehr nach dieser Normalität. Wieder einmal mache ich mir viele Sorgen: Wird das Programm körperlich nicht zu anstrengend für mich werden? Was ist, wenn die plötzlichen, unerklärlichen Schmerzen auf der Reise wieder auftreten? Was ist, wenn ich dort nicht schlafen kann und dann völlig erschöpft bin? Wird der Flug – dieses Mal eine Umsteigeverbindung – nicht zu stressig werden? Meine Freude über die Einladung und meine Lust auf diese gemeinsamen Tage überstrahlen meine Sorgen, und so sage ich zu.

Zwei Tage vor meiner Abreise stelle ich eine ungewöhnliche Schwellung an meinem Rücken fest. Jede ungewöhnliche körperliche Veränderung und jeder neue Schmerz lösen bei mir nach der Operation sofort Sorgen aus. Ich versuche, mich zu beruhigen, und nehme mir vor, einen Tag abzuwarten und zu beobachten, ob die Schwellung verschwindet. Am nächsten Tag ist sie immer noch da, und auch meine Physiotherapeutin, mit der ich an diesem Tag einen Termin habe, kann sie nicht einordnen. Ich telefoniere mit der Klinik und bitte, ob ich dort untersucht werden kann. Zum Glück bekomme ich noch kurzfristig einen Termin, denn ich möchte das unbedingt vor meiner Abreise nach Spanien abklären. Der Ultraschall, den die Chirurgin macht, wirkt zunächst unauffällig, doch dann blickt sie ihren Kollegen an und meint: »Das hier«, und zeigt auf eine Stelle des Ultraschallbildes, »sollten wir mit einem MRT abklären.« Sie verbessert sich: »Das sollten wir sofort mit einem MRT abklären.« Wieder einmal beginnt mein Herz zu rasen, und ich frage, was sie so dringend abklären müssen. Offensichtlich hat sich ein Stück eines Organs in einen kleinen Tunnel gewölbt, der durch eine der Drainagen in meinem Gewebe entstanden ist, und man muss nun überprüfen, welches Organ das ist.

Während ich die Einsamkeit, die eine Untersuchung in einer engen MRT-Röhre nun einmal mit sich bringt, heute besonders spüre, bete ich, dass die Schwellung nichts Schlimmes ist. Ich versuche, ruhig zu atmen und positive Bilder zu meiner Beruhigung zu visualisieren.

Nach der Untersuchung erklärt mir die Chirurgin, dass sich ein Stück des Magens in diesen kleinen, durch die Drainage verursachten Gewebetunnel geschoben hat, dass dies aber keine Gefahr darstellt. Halleluja! Ich bin so erleichtert. Ich erinnere mich, dass mein Stationsarzt sagte, als er einmal während meines Klinikaufenthalts einen Ultraschall meines Bauchraums machte, er müsse sich erst einmal zurechtfinden, weil meine Organe anders im Bauch liegen würden, als das gewöhnlicherweise der Fall ist. Durch die operative Entfernung einiger Organe ist zusätzlicher Raum in meinem Bauch entstanden, was zu einer neuen Konstellation der verbliebenen Organe führt, die sich immer noch alle ein geeignetes Plätzchen suchen, und offensichtlich ist mein Magen in eine Position gerutscht, bei der er sich in einen Drainagen-Tunnel stülpt. Wie auch immer, denke ich – sollen meine Organe sich dort ausbreiten, wo es ihnen gefällt, Hauptsache, es ist nicht gefährlich! Was die Chirurgin ebenfalls bei dieser Untersuchung festgestellt hat: Es befindet sich noch eine Harnleiterschiene in meinem Körper, die man vergessen hat, nach der Operation zu entfernen. Das erklärt die mysteriösen Schmerzen, durch die ich in der Nacht in Italien aufgewacht war. Die Ärztin sagt mir, dass diese Schiene zeitnah entfernt werden sollte, was glücklicherweise ambulant geschehen wird. Ich kann das Krankenhaus also heute wieder verlassen und meine Reise, wie geplant, morgen antreten.

Ich genieße die Tage in Spanien sehr. Es macht mir große Freude, Zeit in dieser Gruppe von Menschen zu verbringen und wunderbare Ziele gemeinsam zu erkunden. Meine Freunde sind fantastische Gastgeber, und dass es drei Tage lang Bindfäden regnet, tut der Stimmung in der fröhlichen Gruppe keinen Abbruch. Ich bin jedoch sichtlich erschöpft. Von morgens bis abends zu sprechen, ist interessant, strengt aber auch an, das Laufen bereitet mir noch deutliche Schmerzen im Bauchraum, und meine Kondition ist auch noch nicht sehr ausdauernd. Dennoch bin ich sehr froh, dass ich die Reise unternommen habe.

Zu Hause angekommen, versuche ich, mich wieder in meinen Alltag einzufädeln. Es ist seltsam, ich habe viel mehr Kraft als noch vor einigen Wochen, kann besser laufen und auch essen, meine Stimmung ist jedoch deutlich getrübter. Jetzt, wo es mir schon so viel besser geht, tappe ich immer wieder in die Falle, meine Kondition, mein Aussehen, meine Energie und überhaupt mich und mein Leben mit dem »Vorher« zu vergleichen, und in diesem Vergleich schneidet das »Nachher« immer schlechter ab. Ich fühle mich immer öfter traurig und ärgere mich über mich selbst, dass ich mich nicht mehr über meine Fortschritte freue wie noch vor einigen Wochen. Ich stelle fest, dass ich in den Zeiten, als ich noch in dem dunklen Tunnel gefangen war und nicht wusste, ob ich es ans Licht schaffen würde, meine Energie zum Kämpfen einsetzte. Traurigkeit habe ich in dieser Zeit kaum zugelassen. Jetzt, wo ich es ans Licht geschafft habe und wieder in die Normalität zurückkehre, setzt eine unglaubliche Erschöpfung und damit einhergehend auch Traurigkeit ein. Als ich nicht wusste, ob ich wieder gut laufen, essen und genügend Kondition für meinen Alltag haben würde, habe ich keinen Vergleich zu einem »Vorher« zugelassen, denn das hätte meine Energie, mich zurück in die Gesundheit zu kämpfen, geschwächt. Doch jetzt, wo ich im schönen, hellen Licht angekommen bin, holt mich die Erschöpfung ein. Es ist, als ob mich jetzt die Traurigkeit überrollt, die ich in den harten Wochen nicht zugelassen habe. Und ich weiß, auch wenn sie sich schrecklich anfühlt, muss ich sie zulassen und darf sie jetzt nicht wegdrängen.

Und so vergehen einige Wochen, in denen ich zum Glück physisch immer stärker werde, mich innerlich jedoch sehr ausgelaugt und traurig fühle. Ich wende mich an eine Therapeutin, um meine Gefühle und Gedankenmuster zu bearbeiten. Es tut mir gut, mir Hilfe zu holen.

Es wird besser

Die Wochen vergehen, und es kommt endlich das Frühjahr. Licht, Wärme und das Aufblühen der Natur sind gut für meine Stimmung. Nach wie vor investiere ich viel Zeit in Therapien – Physiotherapie, Osteopathie, stärkende Infusionen, Höhen- und Ozontherapie. Viele Wochen habe ich passiv im Krankenhausbett verbracht, und nun bin ich froh über alles, was ich tun kann, um meinen Körper nach der Chemotherapie und der Operation zu stärken. Im psychotherapeutischen Prozess ist der Begriff der Selbstwirksamkeit ein zentraler – er bezieht sich auf die innere Überzeugung einer Person, schwierige Situationen meistern zu können. Nach den Wochen im Krankenhaus, in denen ich mich überwiegend hilflos meiner Situation ausgesetzt fühlte, hilft es mir, aktiv etwas für meinen Heilungsprozess zu tun, und es trägt dazu bei, dass mein Gefühl der Selbstwirksamkeit wieder steigt. Nach der Operation müssen alle möglichen medizinischen Parameter überwacht werden, und entsprechend verbringe ich neben den Therapien viel Zeit in Arztpraxen. Das ist auf Dauer leider nicht stimmungsfördernd. Ich muss etwas ändern, denke ich, um mich nicht wie eine ewige Patientin zu fühlen. Meine Internistin ist der Ansicht, dass ich die Abstände zwischen den Therapien etwas erweitern kann, und so wage ich es, eine Transatlantikreise zu planen, um Freunde in Florida zu besuchen. Das ist eine große Mutprobe für mich, aber ich habe die Hoffnung, dass es genau das Richtige ist, um aus diesem Arzt- und Therapietrott rauszukommen. Bevor ich die Reise fest buche, warte ich das Ergebnis meines nächsten Kontroll-MRT ab, das alle drei Monate gemacht werden muss. Wie immer habe ich Herzklopfen, wenn der Kontrolltermin näher rückt und ich daran denke. Die Prozedur ist dieselbe wie immer, nur dass ich inzwischen als ambulante Patientin im »normalen« Warteraum sitze und nicht wie zu meiner Klinikzeit im Krankenhausbett in dem zugig trostlosen Warteraum neben anderen Krankenhausbetten. Das erfüllt mich mit tiefer Dankbarkeit.

Ich bin unendlich erleichtert, dass sich das MRT als unauffällig erweist – kein Rezidiv! Euphorisch fahre ich von der Klinik nach Hause und buche sofort meinen Flug nach Amerika. Ich nehme mir vor, mir nicht zu viele Sorgen zu machen, nicht zu viele Was-wenn-Szenarien zu entwickeln, sondern darauf zu vertrauen, dass alles gut funktionieren wird. Die Vorfreude darauf, meine Freunde dort zu treffen, lassen die Sorgen tatsächlich etwas in den Hintergrund treten, und auch meine wiederaufgenommene Meditationspraxis hilft mir dabei, die Sorgen im Zaum zu halten.

Der Tag des Abflugs ist gekommen, und es erscheint mir fast irreal, dass ich tatsächlich diese große Reise antrete. Ich bin schon deutlich stärker als bei meiner ersten Flugreise, und das ganze Security- und Boardingprozedere erschöpft mich nicht mehr so sehr wie noch vor zwei Monaten. Die Reise verläuft problemlos, und ich komme nachmittags Ortszeit gut im gerade nicht genutzten Apartment meiner Freunde an, in dem sie mich netterweise wohnen lassen. Es fühlt sich großartig an, den langen Flug gemeistert zu haben.

Am nächsten Morgen treffe ich meinen langjährigen und engsten Freund in unserem gemeinsamen Lieblingscafé. Wir wohnen beide nur Minuten davon entfernt, und ich werde ihn während meines Aufenthalts fast jeden Morgen hier treffen – für uns beide ein unglaublich bereichernder Luxus. Ich bin einige Minuten vor ihm hier und stehe an diesem ersten Morgen meines Aufenthalts vor dem Tresen, um etwas für uns zu bestellen. Ich spüre ein zaghaftes Klopfen an meiner Schulter. Als ich mich umdrehe, steht Markus vor mir, und wir umarmen uns. Er hat Tränen in den Augen. Natürlich hatte er mich vorher noch nicht mit kurzen Haaren gesehen, und er war sich nicht sicher, ob ich die Frau mit den kurzen und nach der Chemotherapie tatsächlich auch lockigen Haaren bin. Als ich seine Tränen sehe, wird mir wieder einmal klar, wie schwierig diese Krankheitsphase auch für mein engstes Umfeld war. Ich kann kaum in Worte fassen, wie sehr mich dieses Wiedersehen freut. Markus hatte mir, seit er von meiner Diagnose erfahren hat, über Monate jeden Morgen eine Sprachnachricht, ein kleines Video, Fotos oder eine Textmessage gesendet. Seine freundschaftliche Energie kam direkt in meinem Krankenhauszimmer an und brachte immer etwas Licht hinein. Nun bin ich froh, mich endlich von Angesicht zu Angesicht mit ihm auszutauschen.

Ich erinnere mich daran, dass wir uns bei unserem letzten Treffen im Frühjahr vor meiner Diagnose über innere Balance austauschten. Markus ist ein Freund, den ich sehr für seine emotionale Ausgeglichenheit bewundere, und von dem ich den Eindruck habe, dass er tatsächlich das Leben führt, das er führen möchte. Als wir uns im Vorjahr darüber unterhielten, meinte er, er bereite sich innerlich darauf vor, dass sein Leben nicht ewig so gesund und selbstbestimmt weitergehen wird, aber dass er hofft, auch dann noch ausgeglichen zu bleiben. Ich war etwas überrascht über seine Worte, denn bislang hatte ich mich innerlich nicht mit solchen Szenarien beschäftigt. Dann erhielt ich wenige Monate später die Tumordiagnose und war nun diejenige, die um ihre innere Balance kämpfte.

Auch meine Freunde Annie und Daniel mit ihren Kindern treffe ich und freue mich riesig über das Wiedersehen. Als Annie von meiner Diagnose erfuhr, griff sie direkt zum Telefonhörer und rief mich an. Sie fragte mich damals: »Was kann ich für dich tun, Ulrike?«, und ich antwortete: »Bitte schicke mir ganz viele Fotos mit schönen Florida-Vibes.« Und genau das tat sie. Treu und unermüdlich ließ sie mich über Wochen fast täglich an ihrem Alltag im sonnigen Florida teilhaben. Das war für mich eine magische Ablenkung von meiner tristen Novemberstimmung im Krankenhaus.

Der Aufenthalt an dem Ort, den ich so liebe und den ich nur mit positiven Erinnerungen belegt habe, tut mir enorm gut. Ich traue mich wieder, auf meine Rollerblades zu steigen und meine morgendlichen Runden zu drehen, auch belege ich in dem Fitnessklub meiner Freunde zum ersten Mal in meinem Leben Pilates-Kurse, die mich begeistern und sehr herausfordern – die achtzigjährigen durchtrainierten amerikanischen Ladys sind fitter als ich.

Insgesamt traue ich mir nach dieser Reise wieder viel mehr zu, und das Selbstvertrauen in mich und meinen Körper ist wieder ein Stück gewachsen. Auch meine Stimmung stabilisiert sich allmählich wieder.

Als ich wieder zu Hause bin, kommt an einem herrlichen Frühsommertag meine Freundin Antonia zu Besuch. Wir sitzen im Garten, und ich spreche über meine Narbe am Bauch und dass ich keinen Bikini mehr tragen werde. Antonia lacht und hebt ihr Oberteil hoch, sodass ich ihren Bauch sehen kann: »Guck dir diese Narbe an. Ich verstecke sie nicht mehr, ich bin stolz darauf.« Wow! Meine Freundin beeindruckt mich immer wieder. Wie cool und wie selbstverständlich sie mit den Spuren ihrer Verletzungen umgeht. Wir sprechen über ihren schweren Unfall, den sie als Jugendliche hatte, und über ihren damaligen langen Krankenhausaufenthalt. Ihre gelassene und positive Haltung hilft mir, meine Narbe ein Stück mehr in meinem Körper willkommen zu heißen. Sie gehört zu mir, ist Teil meiner neuen, postoperativen Identität, die sich erst noch formen muss.

Ich werde diesen Sommer noch einige Reisen unternehmen – immer mit Menschen, die mir wichtig sind: engen Freunden oder der Familie. Nach den Monaten der Bewegungslosigkeit hole ich ganz viel Bewegung in Form von Reisen und neuen Eindrücken nach. Auch Nähe zu den mir lieben und nahen Menschen tanke ich nach der Zeit der Isolation während meiner Krankheitsphase auf. All diese Begegnungen, Gespräche und Eindrücke laden mich auf und helfen mir, mich innerlich zu stabilisieren. Ich fühle mich zunehmend stärker und ausgeglichener.

Jahrestag

Es ist Ende August. Das iPhone sendet mir Erinnerungsfotos – heute vor einem Jahr. Vor einem Jahr war »davor«, und meine Welt war in Ordnung. Mit etwas Unbehagen denke ich daran, dass sich bald der Jahrestag meiner Diagnose jähren wird. Ich habe Angst, dass mich die schweren Gefühle von damals wieder einholen werden, die Übelkeit der Chemotherapie erneut in mir präsent sein wird und die Erinnerungen an das Vorjahr mich belasten werden. Ich spreche mit meiner engen Therapeutinnen-Freundin Antonia darüber. In ihrer pragmatisch-positiven Art lenkt sie mich weg von meinen Angst- und Sorgen-Gedanken. »Mensch, Ulrike, du hast die Krankheit überwunden. Das ist etwas Gutes. Feier den Jahrestag, mach etwas Schönes nur für dich. Freu dich und zünde in einer Kirche eine Kerze an.« Sie hat recht, denke ich. Wenn sich in diesen Wochen ein mulmiges Gefühl in meinem Bauch meldet, weil ich an diese Zeit vor einem Jahr denke, erinnere ich mich an ihre Worte und versuche, mich auf das Positive zu besinnen. Die Fortschritte, die ich gemacht habe, die Lebensfreude, die ich empfinde, die Energie, die ich wieder spüre. Ich nehme mir vor, an diesem Jahrestag auf jeden Fall eine Kerze in einer Kirche zu entzünden.

In den Tagen um diesen Jahrestag bin ich mit meiner Freundin Camilla in Italien. Wir arbeiten beide von dort aus – ich schreibend im Liegestuhl, sie am Tisch vor ihrem PC. Am Abend vor dem Jahrestag machen wir eine kleine Fahrt in den nächstgelegenen Ort. Als wir durch die Hauptgasse dieser bezaubernden kleinen Stadt schlendern, stelle ich fest, dass an vielen Häuserfassaden Metallbefestigungen mit kleinen Glasgefäßen angebracht sind, und ich erinnere mich an das Vorjahr – damals war ich in derselben Stadt. Leider musste ich zwei Tage vor dem großen Lichterfest, das immer am selben Tag des Jahres stattfindet, zurückreisen und war traurig, dass ich es verpassen würde. Immer an diesem selben Tag wird die Stadt von Tausenden Kerzen erleuchtet, die in diese Gefäße gestellt und bei Dämmerung angezündet werden. Außerdem wird ein Kreuz in einer langen Prozession durch die Stadt getragen. Aufgeregt frage ich einen Ladenbesitzer, wann dieses Fest stattfinden wird. »Morgen«, antwortet er. Ich bekomme Gänsehaut. Nicht nur ich werde morgen eine Kerze anzünden, sondern die gesamte Stadt wird von Kerzen erleuchtet sein. Jetzt verfliegt meine Unruhe, die mit der Aussicht auf diesen Tag verbunden war, und eine große Freude und positive Aufgeregtheit breitet sich in mir aus.

Am nächsten Nachmittag entzünde ich eine Kerze in einer kleinen Kapelle und halte mein persönliches Dankesritual ab. Ich fühle einen großen inneren Frieden.

Lange vor der Dämmerung fahren wir wieder in die kleine Stadt. Ich möchte nichts von diesem Festzug verpassen.

Camilla und ich sind viel zu früh angekommen und nehmen einen Drink in einem Café in der Nähe der großen Kirche, die das Ziel des Prozessionszugs ist. Während wir dort voller Erwartung auf das Lichterfest sitzen, trägt eine Frau einen Hund mit nur einem Auge auf ihrem Arm an uns vorbei. Und etwas später setzt sich eine Taube mit nur einem Fuß auf einen leeren Stuhl, der an unserem Tisch steht. Komisch, denke ich, denn als wir in die Stadt liefen, begegnete uns auf dem Weg ein entzückender kleiner Hund mit einer einseitigen braunen Markierung auf seinem Gesicht, ansonsten war sein Fell schneeweiß gewesen. Ich teile meine Beobachtung Camilla mit und sage: »Seltsam, wir sind lauter Tieren mit Asymmetrien begegnet, der kleine Hund mit der einseitigen Markierung, der einäugige Hund eben und nun die Taube mit nur einem Fuß.« Ich lächele Camilla an und frage: »Was will uns das Universum damit sagen?« Meine kluge Freundin denkt kurz nach und meint: »Ulrike, das Universum will uns sagen, dass man auch mit Asymmetrien gut weiterleben kann.« Und tatsächlich: Camilla hat nach einem Unfall vor einiger Zeit Probleme mit einem Bein, die sie durch fleißiges Training zu beheben versucht, und ich habe auf einer Seite einen Tumor gehabt und dort einige Organe entfernt bekommen. Wir sind beide asymmetrisch! Wir staunen über diese Erkenntnis und diese Zeichen, lachen und umarmen uns.

Überall in der Stadt werden am frühen Abend die Kerzen entzündet, zum Teil mit Leiterwagen, denn auch an den hohen Kirchen- und Gebäudefassaden sind die Kerzen befestigt. Als die Dämmerung einsetzt, fängt es überall an zu funkeln. Die Prozession, angeführt von geistlichen Würdenträgern mit einem blumengeschmückten Kreuz, setzt sich unter kirchlichem Gesang, der überall in der Stadt durch Lautsprecher verbreitet wird, in Gang. Die Atmosphäre ist zauberhaft. Wir betrachten von einem kleinen Restaurant am Rande eines Platzes den langen Prozessionszug, der an uns vorbeiflaniert. Während dieser Zeit sind alle Lampen, auch die der Terrasse unseres Restaurants, ausgeschaltet, und nur die Kerzen erleuchten die Stadt. Die Menschen sprechen gedämpft, nicht nur ist die Stadt von Kerzen erleuchtet, außer den Klängen aus den Lautsprechern ist die Lautstärke der Stadtgeräusche runtergedimmt. Ich komme mir vor wie in einem Märchen und kann kaum glauben, dass all diese Kerzen an meinem Jahrestag funkeln und ich diese spezielle Prozession heute erlebe. Voller Dankbarkeit schaue ich in das Flackern der vielen Kerzen.

Im Nachhinein muss ich an eine Ärztin denken, die ich vor meiner Erkrankung konsultierte, der ich dann einen Termin aufgrund meiner Chemotherapie absagen musste und der ich von dem Tumor per E-Mail berichtete. Sie selbst hatte eine schwere Krebserkrankung hinter sich und schrieb mir, dass ihr Glaube ihr durch die schwere Zeit geholfen habe. Ich bin sicher, dass ich an diesem Tag ganz besonders an eine höhere Kraft angebunden war, die auch mich durch diese Zeit getragen hat.

Hinterher

Menschen, die schwere gesundheitliche Zeiten und große medizinische Herausforderungen hinter sich haben, bestätigen in der Regel, dass sie das Leben mehr zu schätzen wissen und insgesamt dankbarer sind. Das gilt auch für mich, und ich möchte differenzieren, was das für mich bedeutet.

Ich habe in den Wochen und Monaten seit meiner Diagnosestellung und während der Chemotherapie, nach der Operation und während meiner Rekonvaleszenz sehr konzentriert gelebt. Wie ich vorher beschrieben habe, musste ich meine gesamte Energie bündeln, um sie in meine Heilung zu investieren. Ich wollte und konnte mich nicht schwächenden Einflüssen aussetzen. Ich befand mich in einer existenziellen Ausnahmesituation, die einen extremen Einsatz von mir erforderte. Es gab in meinem Krankheitsalltag bereits so viele schwächende und deprimierende Einflüsse, dass ich die Einflüsse um mich herum, die ich selbst steuern konnte, durch einen sehr engmaschigen Filter scannte. Ich schützte mich und versuchte, mich mit wohltuenden Einflüssen zu nähren: mit Lektüre, Filmen, Musik und vor allem mit Menschen, die mir guttaten. Ich hatte große Angst, durch die Worte anderer Menschen noch stärker verunsichert zu werden, und zog mich in meine engste und vertrauteste Welt zurück – die meiner Familie. In dieser Ausnahmesituation war sie der Ort, der mir Sicherheit und Geborgenheit gewähren konnte. Je besser es mir ging, desto sicherer fühlte ich mich wieder, und desto mehr gelang es mir und tat es mir gut, meinen Radius wieder zu öffnen und mehr Einflüsse von außen zuzulassen.

Was ich jedoch aus dieser Zeit beibehalten werde, ist eine stärkere Konzentration auf wohltuende Einflüsse. Ich bin in dieser Hinsicht selektiver und bewusster geworden. Unser Leben ist einzigartig und wertvoll, und wir sollten uns bewusst mit dem und denen beschäftigen, das und die uns guttun. Natürlich kann man vieles nicht steuern, was einem im Leben widerfährt, so wie ich mich auch meiner Krankheit stellen musste, ob ich es wollte oder nicht. Aber vieles können wir steuern. Und hier bin ich sehr viel bewusster geworden und prüfe genauer, wen und was ich an mich heranlasse. Und absurderweise schaffe ich es erst durch meine Krankheit, mich stärker von Einflüssen abzugrenzen, denen ich mich nicht aussetzen möchte. Wie viele andere Menschen bin ich ein sehr harmonieliebender Mensch, und es fällt mir oft schwer, Nein zu sagen oder mich in bestimmten Situationen abzugrenzen. In der Vergangenheit habe ich oft nachgegeben, in kleinen wie auch in großen Dingen, den anderen zuliebe und nicht, weil ich es wollte. Heute prüfe ich stärker, was ich wirklich möchte. Und es ist im Grunde das innere Argumentieren für meine Gesundheit, das es mir erlaubt, für mich einzustehen. Das ist wohl die Lektion, die ich – spät in meinem Leben und durch meine Krankheit – gelernt habe. Bewusster zu prüfen, was mir guttut und was ich möchte und dann auch dafür einzustehen.

Wozu ich in dieser Krankheitsphase ebenfalls gezwungen wurde, ist ein anderer Umgang mit meiner Angst. Ich entsinne mich, seit meiner Schulzeit ein ängstlicher Mensch gewesen zu sein. Ich habe mir um Dinge Sorgen gemacht, worüber andere Menschen nicht eine Sekunde nachdenken würden. In meiner Krankheitsphase habe ich mich vielen angsteinflößenden Situationen stellen müssen, ich musste meine Angst kontrollieren, um diese Situationen zu meistern. In dieser existenziellen Überlebensphase ist mir das sozusagen im Notfallmodus gelungen. Es war fast so, als ob ich mir den »Luxus« der Angst in dieser Zeit nicht leisten konnte, und ich hoffe, dass mir dies auch in »normalen« Zeiten gelingen wird.

Nach wie vor stehen die regelmäßigen Kontrolltermine an, in denen überprüft wird, ob der Tumor wiedergekehrt ist oder nicht. Diese verursachen immer einige Zeit, bevor sie anstehen, eine Nervosität und ein Gefühl der Ängstlichkeit in mir. Manchmal spüre ich ein Ziehen in der operierten Bauchgegend oder ein leichtes Stechen. In diesen Momenten möchte ich mich eben nicht durch meine Sorgengedanken in eine Angstspirale ziehen lassen. In solchen Augenblicken schließe ich für einen kurzen Moment die Augen und sende goldenes Licht, Liebe und Heilung in diesen Bereich, bis ich diese wohltuende Energie wirklich empfinde und die Sorgengedanken in den Hintergrund treten. Auch abends vor dem Schlafengehen schicke ich gute Energie in diesen Bereich meines Körpers und immer dann, wenn ich besonders glücklich bin.

Eine befreundete Coachin, mit der ich über meine Erkrankung sprach und die mit mir auch über die Prognose redete, brachte es kristallklar auf den Punkt: »Aha, Ulrike, ich verstehe, die Unbeschwertheit ist weg.« Tatsächlich – meine Operation verlief zum Glück hervorragend, und ich fühle mich wieder stark und in der Lage, meinen Alltag zu bewältigen, aber im Hintergrund wabert stets die Angst, dass der Tumor eines Tages wiederkehrt. Und diese Erkrankung hat mir meine Lebensaufgabe sozusagen auf dem Silbertablett präsentiert: Ich sehe es als meine persönliche spirituelle Entwicklungsaufgabe, an meiner Angst zu arbeiten. Ich möchte mich und mein Leben nicht von Angst dominieren lassen. Nicht im Hinblick auf die Erkrankung und auch sonst nicht. War früher Angst in allen möglichen Situationen ein fast natürlicher Reflex von mir, so versuche ich jetzt, zunächst nach innen zu gehen und mit mehr Vertrauen zu reagieren.

Als einen großen Gewinn empfinde ich nach dieser Phase ein Stück dazugewonnene Gelassenheit. Wenn ich den Anflug habe, mich über etwas zu ärgern, frage ich mich: Aus der Metaperspektive betrachtet: Wie wichtig ist diese Situation, über die ich mich gerade ärgern möchte? Dinge in Relation zu setzen und dem Wichtigen Bedeutung zu geben, dem Unwichtigen eben nicht zu viel Gewicht beizumessen, hilft sehr, das Leben zu genießen und dankbar für all das Gute zu sein, was es bietet und sich eben nicht an den unbedeutenden Kleinigkeiten aufzureiben.

Es geht weiter, leider

Nach einem wunderschönen Sommer, in dem es mir stetig besser geht, ich Kräfte aufgebaut und gesammelt habe, gehe ich Mitte Oktober zu meinem in regelmäßigen Abständen stattfindenden Kontroll-MRT. Ich habe seit einigen Wochen ein Ziehen in der linken Leistengegend, das ich auf anstrengende Trainingsübungen zurückführe, ganz sicher bin ich mir dabei jedoch nicht.

Nach dem MRT ist die zuständige Ärztin freundlicher als sonst und wünscht mir alles Gute. Ist das ein schlechtes Zeichen? Ist sie so freundlich, weil sie etwas entdeckt hat? In so einer Situation der Unwissenheit und Unsicherheit interpretiere ich alles. Einige Stunden später treffe ich meinen zuständigen Chirurgen, der mir direkt sagt: »Ich habe da etwas gesehen, das mir nicht gefällt.« Das ist ein Satz, vor dem es mir graut. Ich kann mein Herz rasen fühlen. Panik steigt in mir auf, ich versuche ruhig zu atmen und zuzuhören. Er erklärt mir, dass eine Stelle im MRT vom Kontrastmittel verfärbt war, die circa drei Zentimeter groß ist. Außerdem erläutert er, dass der Radiologe bei der letzten Kontrolle vor drei Monaten an derselben Stelle eine Verfärbung von etwa einem Zentimeter gesehen hätte, dass sie aber nur in einer Bildserie des MRT aufgetreten sei und man ihr deshalb keine Bedeutung beigemessen habe, da es solche Phänomene in MRT-Aufnahmen häufiger gebe und sie nicht zwingenderweise ein Rezidiv sein müssten. Ich versuche, alles zu prozessieren. Das Ding ist also in drei Monaten um gut zweihundert Prozent gewachsen, das finde ich beängstigend. Der Chirurg erklärt mir, dass sich das Rezidiv auf dem Psoas-Muskel befinden würde, dem sogenannten Hüftbeuger. Ich frage ihn, ob die Schmerzen in der Leistengegend damit in Zusammenhang stehen können. Er bejaht dies. Alles, was ich denken kann, ist, dass ich das Ding so schnell wie möglich loswerden möchte. Ich frage ihn, ob man es sofort operieren könne. Er erläutert, dass zunächst eine Gewebeprobe entnommen werden müsste, um zu wissen, um was für einen Tumor es sich handelt, und dass dann die Tumor-Konferenz das weitere Vorgehen besprechen würde. Wahrscheinlich sei, dass man erst eine Bestrahlung empfehlen würde und dann eine OP.

Zwei Tage später wird eine Biopsie gemacht. Ich kenne die Prozedur vom letzten Mal und bitte den Arzt, nach der Betäubung etwas länger zu warten, da ich das letzte Mal noch einiges von seinem Vorgehen gespürt habe. Er lässt also etwas Zeit verstreichen, bevor er mit der Biopsie anfängt, leider spüre ich die Einstiche doch sehr deutlich. Er spritzt ein Betäubungsmittel nach, und ich beiße die Zähne zusammen. Zum Glück ist der Vorgang nur kurz. Ich muss danach einige Stunden auf meiner alten Station zur Überwachung bleiben, um kontrollieren zu lassen, ob es Nachblutungen gibt. Ich bin so fit am Morgen in den CT-Raum gegangen, in dem die Biopsie vorgenommen wird, und war fest entschlossen, danach zur Station zu laufen und mich nicht im Bett fahren zu lassen, wie es mir angekündigt worden war. Nach dem kleinen Eingriff fühle ich mich jedoch wackelig von der Anästhesie, und ich darf mich ohnehin nicht bewegen, sondern soll die nächsten Stunden ruhig liegen bleiben. Ich bin also doch sehr erleichtert, dass ich im Bett liegen darf und auf meine ehemalige Station geschoben werde. Dort werde ich sehr freundlich von den Schwestern begrüßt. Im Anschluss dämmere ich ein bisschen vor mich hin. Meine einige Stunden später überprüfte Blutgerinnung ist zum Glück in Ordnung, sodass ich mittags das Krankenhaus wieder verlassen darf.

In den folgenden Tagen sprechen Mathias und ich viel darüber, welches weitere Vorgehen das beste sein könnte. Mir wäre am liebsten, mich direkt einer Operation zu unterziehen, aber ein anderer Spezialist, der Mathias empfohlen worden ist und den er um eine zweite Meinung gebeten hat, empfiehlt eine sogenannte neoadjuvante Strahlentherapie, also eine Strahlentherapie vor der OP, um den Tumor zu verkleinern und ihn besser operabel zu machen. Das empfiehlt wenig später auch die Tumor-Konferenz, die darüber interdisziplinär – also zwischen Chirurgen, Onkologin und Radiologen – beraten hat.

Mathias und ich reisen eine Woche später zu einem Onkologen, der auf Sarkome spezialisiert ist, und dessen Krankenhaus eine sogenannte Protonenstrahlentherapie anbietet, die es an meiner behandelnden Klinik nicht gibt. Wir führen ein Beratungsgespräch mit dem Onkologen und den Radiologen. Nach kurzer Zeit sind wir von den Vorteilen dieser Therapie überzeugt, die den Tumor deutlich gezielter behandeln kann, ohne allzu viel umliegendes Gewebe zu treffen. Am liebsten würde ich sofort beginnen, denn dieser schnell wachsende Tumor macht mir Angst. Ganz so schnell geht dies leider nicht, am nächsten Tag müssen erst ein CT und ein MRT zur Vorbereitung gemacht werden, dann muss die Bestrahlung sehr genau berechnet werden und erst nach diesen Vorbereitungen kann die Therapie beginnen.

Die erste Strahlentherapie

Am Tag meiner ersten Therapie habe ich zunächst ein Aufklärungsgespräch mit dem behandelnden Arzt. Sehr gründlich erklärt er mir das geplante Vorgehen. Ich erfahre heute, dass nicht nur wie geplant das Rezidiv bestrahlt werden soll, sondern auch das ehemalige Operationsbett. Dies sei eine präventive Maßnahme. Als ich seine Worte höre, erschrecke ich mich erst einmal. Und ich erinnere mich aus meiner letzten Behandlungszeit – sehr oft passiert Unvorhergesehenes, und man erhält immer wieder Informationen von den Ärzten, die man nicht erwartet hat. Das macht mir erst einmal Angst. Aber nachdem er mir das Vorgehen ausführlich erläutert und begründet hat, beruhige ich mich, und es erscheint mir vernünftig. Dieser Arzt erklärt mir die Details sehr genau und spricht mit viel Gründlichkeit und Respekt über die geplante Therapie. Er erklärt mit Bewunderung für die Möglichkeiten der Strahlentherapie den Therapieplan, der auf sehr komplizierten physikalischen Berechnungen basiert, und ich spüre seine Begeisterung für das, was er tut. Das schafft Vertrauen auf meiner Seite.

Nach dem Arztgespräch beginnt die erste Bestrahlung. Ich komme innerhalb des Gebäudes durch eine Sicherheitstür mit meinem Patientenausweis in den Bestrahlungstrakt. Ich hatte gelesen, dass die Geräte über drei Stockwerke hoch sind, und habe mir eine riesige Halle vorgestellt. Man sieht jedoch nur den unteren Teil des Bestrahlungsgeräts und hat dementsprechend keinen Eindruck von den gigantischen Ausmaßen. Bei dem Vorbereitungs-CT wurde eine Schale meinen Körpermaßen entsprechend für meinen Oberkörper geformt, in die ich mich nun lege. Sie ist so eine Art Schablone, damit ich für die Bestrahlungen immer in der korrekten Position liege. Diese wird jedoch vor jeder Behandlung, nachdem ich mich in diese Form gelegt habe, noch einmal mit einer Röntgenuntersuchung überprüft. Das Röntgenbild wird dann auf das Vorbereitungs-CT gelegt, sodass man sicher sein kann, dass ich in der für die Bestrahlung richtigen Position liege. Selbstredend, dass ich mich während der gesamten Behandlung nicht bewegen darf. Das ist an sich kein Problem, einzig die Arme die ganze Zeit über dem Kopf zu halten, ist ein wenig unbequem, aber nicht dramatisch. Da bei mir zwei sogenannte Felder bestrahlt werden, dreht sich die Maschine nach der ersten Bestrahlung um mich herum, um für das zweite Feld richtig positioniert zu sein. Die Bewegungen der Maschine machen Geräusche, als ob riesige Tore bewegt werden würden. Ich schließe die Augen, da ich nicht möchte, dass mir von der Drehung schwindelig wird. Der Arzt hatte mir gesagt, dass Übelkeit, auch schon direkt bei der Behandlung oder danach, bei mir auftreten kann, da die Bestrahlung in der Nähe des Magens stattfindet. Übelkeit habe ich von der Chemotherapie in schrecklicher Erinnerung, deshalb fürchte ich mich davor, sie tritt aber zum Glück nicht ein. Die ganze Prozedur dauert etwa eine halbe Stunde, da bei dem ersten Termin noch einige Einstellungen vorgenommen werden müssen. Von der Bestrahlung, die jeweils nur wenige Minuten dauert, merke ich nichts.

Auf dem Weg zum Bestrahlungsraum sah ich in einem Flur viele schiebbare Kleinkinderbetten mit Gittern abgestellt. Nachdem ich als Erwachsene die Prozedur schon einschüchternd fand, frage ich mich, wie kleine Kinder das bewältigen, und ich erkundige mich bei der Mitarbeiterin, die meine Geräte einstellt, wie Kinder solche Therapien aushalten. Sie lächelt und meint: »Die machen das ganz toll. Meist hören sie während der Therapie ein Hörspiel und wissen dann schon, an welcher Stelle der Geschichte die Bestrahlung zu Ende ist. Kleinkinder werden tatsächlich für die Therapie anästhesiert, weil sie nicht so lange stillliegen können.« Dafür sind also die Gitterbettchen da. Was für eine Herausforderung müssen solche Erkrankungen nicht nur für die Kinder, sondern auch für ihre Eltern sein.

Ich bin unglaublich erleichtert, als ich die Klinik wenig später mit zwei Tabletten, die ich prophylaktisch gegen Übelkeit erhalten habe, verlassen kann.

Am Abend bin ich erschöpft, habe leichte Kopfschmerzen, aber zum Glück spüre ich keine Übelkeit. Ich gehe sehr früh schlafen und bin froh, den ersten Tag der Therapie gut überstanden zu haben.

Es ist seltsam. Ich empfinde in mir ein Gefühl tiefen Friedens. Ich bin dankbar, dass ich diese moderne Therapie zur Bekämpfung meines Tumors absolvieren kann, und ansonsten bin ich dankbar für jeden Moment ohne Schmerzen oder Angst. Und das sind sehr viele Momente. Banale Momente des Alltags, in denen ich in meinem Auto durch die Novemberlandschaft zur Therapie fahren kann, oder in denen ich spazieren gehe, ein Buch auf der Couch lese, in denen ich mit meiner Familie oder Freundinnen telefoniere, oder auf meinem kleinen Trampolin, das ich mitgenommen habe, an der frischen Luft springe oder eine Mahlzeit genieße. Ich bin dankbar, nicht im Krankenhaus sein zu müssen.

Ich dachte, dass ich vor meiner Erkrankung bewusst und dankbar mein Leben gelebt hätte. Ich weiß jetzt, dass es so unendlich viele Momente zu wertschätzen gibt, die ich vorher als nervig, anstrengend oder langweilig eingeordnet hätte.

Die nächsten sechsundzwanzig Bestrahlungen

Ich finde mich immer pünktlich im Wartebereich für Strahlenpatienten ein. Es gibt viele männliche Patienten, ein Großteil von ihnen ist an Prostata-Krebs erkrankt, denn wenn sie zur Behandlung aufgerufen werden, wird von der Anmeldung immer gerufen: »Herr XY, Sie können nun beginnen ...«, dann verschwinden die Herren auf die Toilette. Von meinem Arzt weiß ich, dass diese Patienten vor der Behandlung ebendies tun müssen.

Frauen sind wenige da, meist als Begleitung von Männern oder Kindern. Da die Protonentherapie als besonders nebenwirkungsarm gilt, werden hier viele Kinder behandelt. Für die Mütter und Väter, die mit ihren schwer erkrankten Kindern geduldig spielen, empfinde ich unfassbaren Respekt. Ich bin sicher, jede und jeder von ihnen würde auf der Stelle sofort mit dem eigenen Kind tauschen und dessen Erkrankung und Behandlung auf sich nehmen wollen.

Unter den wartenden Patienten wird wenig gesprochen, jeder beschäftigt sich allein oder mit seiner Begleitung. Einmal telefoniert ein Patient neben mir laut, sodass ich gezwungenermaßen sein Gespräch mit anhöre. Er berichtet seiner Gesprächspartnerin (sie spricht ebenfalls laut, sodass ich auch ihre Stimme hören kann), dass er zur Bestrahlung eines Gehirntumors hier sei. »Leben Sie, Frau Maier, leben Sie!«, meint er zu ihr. Die Kostbarkeit des Lebens ist hier allen anwesenden Patienten bewusst.

Die Mitarbeiterinnen der Anmeldung sind bezaubernd, immer freundlich, hilfsbereit und perfekt organisiert. Mit der Zeit bekomme ich Routine, kenne die Mitarbeiterinnen und Mitarbeiter, die am Protonen-Gerät arbeiten, und kann anhand der Geräusche einschätzen, wie weit die Drehung der Maschine ist oder wie lange die Behandlung dauern wird. Nach einigen Tagen setzt die angekündigte Übelkeit ein. Ich versuche, eine Zeit lang keine Medikamente dagegen einzunehmen, entscheide mich irgendwann aber doch dafür. Zum Glück, denn das hilft. Mit der Zeit setzen auch Schmerzen im bestrahlten Bereich ein, es spannt an der Stelle, und in der Leistengegend verstärkt sich der Schmerz, den ich dort seit dem Sommer gefühlt habe. Mein Arzt erläutert, dass der Tumor unter der Bestrahlung anschwillt, was Schmerzen auslösen kann.

Verwandte und Freundinnen bieten an, mich in meinem Klinikexil zu besuchen, doch ich möchte keinen Besuch haben. Nach den Bestrahlungen bin ich immer völlig erschöpft und ziehe mich in mein Bett zurück, um zu lesen oder eine Serie oder einen Film zu sehen. Seit Jahren, in denen ich vornehmlich Sachbücher gelesen habe, verschlinge ich einen Roman nach dem anderen, es ist so eine Art Guilty Pleasure, die ich mir als Patientin in meinem gemütlichen Bett erlaube, sie lenkt mich ab und tut mir sehr gut.

Ähnlich wie während meiner Schwangerschaften kommt mit der Übelkeit auch der Ekel vor Gerüchen und auch die Schwierigkeit zu essen. Ich zwinge mich zu essen, denn ich möchte auf gar keinen Fall abnehmen, da ich eine OP vor mir habe, aus der ich nicht so geschwächt hervorgehen möchte wie aus der letzten

Operation. Bewusst nehme ich auch kalorienreiche Nahrung zu mir, um mir ein »Sicherheitspolster« anzuessen.

Mein großes Highlight in diesen grauen November- und Dezembertagen ist mein tägliches Trampolinspringen. Ich habe ein kleines Trampolin in meine Unterkunft mitgenommen und es dort auf eine schmale Terrasse gestellt. Jeden Morgen hüpfe ich mir, manchmal im grauen Nieselregen, gute Laune an. Wenn ich mit dem Trampolinspringen (meist ist es eher ein Joggen als ein Springen) beginne, fühle ich mich oft wie eingerostet, und das Hüpfen verstärkt zunächst die Übelkeit. Nach einigen Minuten schon macht die Mischung aus Bewegung, frischer Luft und Musik mich glücklich und aktiviert gute Energie in mir.

An den Wochenenden kann ich immer nach Hause fahren, freitags erhalte ich netterweise sehr frühe Bestrahlungstermine und montags spätere, sodass ich drei Nächte zu Hause verbringen kann. Das tut unendlich gut. Ich sammle Kraft in meinem Zuhause, verbringe Zeit mit der Familie und vereinzelt auch mit Freundinnen, die immer so lieb sind, sich vor ihrem Besuch auf Covid zu testen, um sicher zu sein, dass sie mich nicht anstecken.

Nach der Hälfte der Bestrahlungstermine fange ich an, die verbleibenden Termine zu zählen, und irgendwann naht tatsächlich das Ende der Strahlentherapie. Am letzten Tag habe ich ein abschließendes Gespräch mit meinem wunderbaren betreuenden Arzt. Er besitzt die einzigartige Persönlichkeitsmischung, unglaublich detailversessen und gründlich zu sein, gleichzeitig verfügt er über ein großes Einfühlungsvermögen. Er erklärt mir alle Informationen detailliert, beruhigt mich aber dennoch und teilt mit mir seine Einschätzung, dass er nicht glaubt, dass ich bei der Strahlendosis, die ich erhalten habe, unter langfristigen Nebenwirkungen leiden werde. Diese Mischung aus Gründlichkeit und Empathie empfinde ich als sehr beruhigend und wohltuend. Ich habe auch andere Spezialisten erlebt, die nur über die Gründlichkeit verfügten, leider aber nicht über die Empathie. Nach Gesprächen mit ihnen fühlte ich mich immer furchtbar niedergeschlagen. Die Erfahrungen mit diesem kompetenten, gründlichen und gleichzeitig einfühlsamen Arzt zeigen mir wieder einmal, wie wichtig die menschliche Zuwendung für den Therapie- und Heilungsprozess ist. Wenn man sich kompetent betreut und als Patientin mit seinen Beschwerden ernst genommen fühlt, schafft das Vertrauen. Und Vertrauen, davon bin ich überzeugt, befördert die emotionale Stärke im Heilungsprozess.

Zum Abschluss meiner Strahlentherapie darf ich mich einem Abschiedsritual des Therapiezentrums unterziehen: Die Patienten, die ihre letzte Bestrahlung hinter sich gebracht haben, dürfen an einer Glocke läuten, die im Eingangsbereich aufgehängt ist. Dazu kommen die Mitarbeiter der Ambulanz, die gerade Zeit haben, an der Glocke zusammen. Eine Mitarbeiterin der Ambulanz spricht folgende Worte: »Schließe ab mit dem, was war, sei glücklich mit dem, was ist, und offen für das, was kommt.«

Nachdem sie diese Worte gesagt hat, danke ich von Herzen allen Beteiligten für ihre herzliche und hilfsbereite Art, die ich in diesen Räumen vom gesamten Team gespürt habe, und läute mit Schwung die Glocke. Euphorie macht sich in mir breit. Ich habe es tatsächlich geschafft! Ich bin unendlich erleichtert. Die Ärzte hatten mir zu Beginn erläutert, wie wichtig die ununterbrochene Durchführung der Strahlentherapie sei und dass, wenn sie abgebrochen würde, kein positiver Effekt zu erwarten sei, nur bei Beendigung der ganzen hochkomplex berechneten Strahlentherapie. Während dieser ganzen Wochen hatte ich Sorge, mir einen Infekt einzufangen und die Bestrahlung deshalb unterbrechen zu müssen oder sie aus anderen Gründen nicht weiter fortsetzen zu können. Die Erfahrung der Chemotherapie, die ich wegen erhöhter Leberwerte abbrechen musste, löste in mir die Befürchtung aus, dass es hier genauso sein könnte. Aber das ist nicht eingetreten, und ich konnte siebenundzwanzig Sitzungen der Protonenbestrahlung ununterbrochen durchführen. Als ich die Glocke läute, habe ich das Gefühl, eine sehr schwierige Prüfung bestanden zu haben. Voller Dank verabschiede ich mich von den freundlichen Mitarbeitern der Ambulanz und steige wohlgemut ins Auto für die Fahrt, auf die ich mich so lange gefreut habe – nach Hause.

Vor der OP

Ich habe das Glück, dass meine Strahlentherapie Mitte Dezember beendet ist und mein nächster Untersuchungstermin erst in der zweiten Januarwoche ansteht. Ich habe jetzt also mehrere Wochen zum Ausruhen und über die ganzen Weihnachtstage und auch Silvester und über Neujahr krankenhausfreie Zeit. Ich empfinde Mitleid mit den Patienten, die sich mitten in ihrer Strahlentherapie befinden und die nur am 24. Dezember einen therapiefreien Tag haben und sich dann auch an den anderen Feiertagen der Bestrahlung unterziehen müssen und diese schönen Jahresendtage nicht zu Hause verbringen können.

Ich habe einige Tage für mich, bevor die Kinder anreisen, und dann habe ich mehrere Wochen ein volles Haus gefüllt mit Leben, Necken, Lachen, kleinen Reibereien und unzähligen Gesprächen am Kaminfeuer, herrlichen Mahlzeiten in gemeinsamer Runde und langen Spaziergängen. Ich bin so glücklich und genieße jede Minute. Im Vergleich zum letzten Jahr geht es mir blendend. Die Übelkeit hört etwa zwei Wochen nach der Strahlentherapie auf. Das Ziehen in der Leistengegend wird zunächst stärker, sodass ich nachts manchmal nicht weiß, wie ich liegen soll, damit es nicht zieht. Die Hautrötung an der bestrahlten Stelle wird ausgeprägter, heißer und juckt. Doch auch das lässt nach etwa drei Wochen nach. Ich genieße es, dass ich genießen kann. Ich bemühe mich, im Moment zu leben, die Gegenwart mit meiner Familie zu genießen und nicht an die Zeit zu denken, wenn die Untersuchungen wieder losgehen und die OP ansteht. Diese ruhigen Tage an Weihnachten und auch zwischen den Jahren, in denen das Tempo des Alltags heruntergefahren ist und man die Zeit auch ein bisschen vergessen kann, sind ideal hierfür.

Irgendwann kommt der Tag, an dem alle wieder abgereist sind und die Untersuchungstermine vor der Tür stehen. Einen Tag vor meiner PET-CT-Untersuchung lasse ich morgens in der Klinik Blut abnehmen. Vor der Gabe der Kontrastmittel müssen routinemäßig die Nieren- und Schilddrüsenwerte überprüft werden. Mit etwas Bauchschmerzen betrachte ich auf der Station eine Patientin, die nach ihrer Operation mühsame Gehversuche macht. Ich versuche, meine Ängste über meinen postoperativen Zustand auszublenden, und bin nach der Blutabnahme erleichtert, dass ich wieder nach Hause fahren kann.

Am frühen Abend ruft mich der zuständige Arzt an: »Frau Döpfner, ich habe schlechte Nachrichten …« Mein Herz rutscht mir in die Hose, und sofort denke ich: *Oh, nein – meine Werte sind wahrscheinlich schlecht, die Untersuchungen können nicht gemacht werden, mit der Konsequenz, dass die OP verschoben werden muss …* Sofort läuft ein Katastrophenfilm vor meinem inneren Auge ab. Als er fortfährt: »… Ihre Blutröhrchen sind leider verloren gegangen«, bin ich zutiefst erleichtert. »Kein Problem«, höre ich mich sagen: »Soll ich noch einmal in die Klinik kommen?« »Ja, das wäre gut. Vor der Untersuchung morgen früh ist es sonst zu spät.«

Ich stelle ein interessantes Phänomen fest: Wäre ich ohne meine Diagnose, sozusagen gesund, einfach zu einem regulären

Check-up gegangen, und man hätte mich angerufen und mir gesagt, dass meine Blutröhrchen verloren gegangen wären und dass ich in der Dunkelheit noch einmal eine knappe Stunde hin- und dann zurückfahren müsste, hätte ich mich bestimmt mehr aufgeregt und wäre verärgerter gewesen. In meiner Situation bin ich einfach nur froh, dass nichts wirklich Dramatisches passiert ist, und habe Verständnis für menschliche Fehler, die nun einmal passieren.

Am nächsten Tag wird das PET-CT gemacht, am Tag darauf das MRT. Im MRT liegend stelle ich fest, dass länger als üblicherweise nach der Gabe des Kontrastmittels untersucht wird. Ob der Radiologe wohl etwas Neues gefunden hat, das er jetzt genauer betrachten muss? Ich versuche, mich zu beruhigen, indem ich mir sage, dass dies besonders gründliche Aufnahmen zur OP-Vorbereitung sind. Als die Untersuchung vorbei ist, sagt mir die MRT-Assistentin, dass der Arzt mich im Anschluss sprechen möchte. Ich bin überrascht. Geplant war ein Auswertungsgespräch mit den Chirurgen am nächsten Vormittag. Es hieß, dass die Radiologen dann genügend Zeit hätten, um alles auszuwerten. Ich entscheide mich, optimistisch zu sein, und denke: Es kann nur ein gutes Zeichen sein, dass der Arzt mich schon jetzt sprechen möchte, wahrscheinlich will er Entwarnung geben und mich beruhigen.

Als er mir wenig später mitteilt, dass mein Tumor größer geworden ist und die Bestrahlungstherapie nicht angeschlagen hat, macht sich ein Panikgefühl in mir breit. Ich bitte ihn, ob wir Mathias anrufen können, damit er die Auswertung mithört, weil ich so aufgeregt bin, dass ich Sorge habe, nicht alle Informationen richtig aufzunehmen. Ich rufe ihn an, und der Radiologe erläutert uns beiden, dass die Behandlung nicht auf alle Tumore anschlägt und dass sie bei meinem Tumor offenbar leider nicht angeschlagen hat. Die Chirurgen würden mir morgen sagen, wie es weitergehen würde. Wenig später ist das Gespräch beendet, und ich fahre durch die Dunkelheit nach Hause.

In dem Moment, als mein Gehirn die Nachricht des Arztes prozessiert, schaltet mein gesamter Organismus auf Selbstschutz. Ich verbiete mir Panik und hülle mich geistig in ein helles, schützendes Licht. In meinem Herz macht sich ein starkes, warmes und liebevolles Gefühl breit. Ich bin nicht bereit, mich der Panik zu ergeben, und lasse ihr keinen Raum. Überraschenderweise gelingt es mir, den Abend relativ gelassen zu verbringen. Ich bin bereit zu kämpfen. Und das heißt an erster Stelle, für meine innere Balance zu sorgen.

Am nächsten Morgen findet das Auswertungsgespräch mit den Chirurgen statt. »Wie geht es Ihnen?«, fragt mich der leitende Chirurg. »Nachdem ich gestern Abend erfahren habe, dass die Strahlentherapie nicht gewirkt hat, nicht so gut«, antworte ich. Er überrascht mich: »Das ist nicht richtig«, meint er sofort. »Wir sehen viel nekrotisches, also abgestorbenes Gewebe in dem Bereich des Tumors, die Therapie hat gewirkt.« Der Tumor sei nur angeschwollen, was häufig nach Bestrahlungen passieren würde. Eine riesige Erleichterung macht sich in mir breit. Also doch! Die Ärzte erklären, dass die OP wie geplant in knapp zwei Wochen stattfinden wird, und sie erläutern mir das geplante Prozedere: Der längste Teil der OP wird darin bestehen, die vielen Verwachsungen, die sich nach der letzten OP entwickelt haben, auf dem Weg zum Tumor zu entfernen. Dann wird von einem Unfallchirurgen der Tumor entfernt werden und möglicherweise auch ein Stück Knochen von der Wirbelsäule, an die der Tumor heranreicht. Man wird das alles aber erst entscheiden können, wenn ich »auf dem Tisch« liege und die Ärzte genau sehen, wie der Tumor gewachsen ist.

Nachdem ich gestern Abend mit so viel Unsicherheit aus der Klinik nach Hause gefahren bin, verlasse ich die Ärzte heute mit Zuversicht. Die Strahlentherapie hat gewirkt, und die Ärzte vermitteln mir überzeugend, dass sie wissen, was zu tun ist. Ich solle an Gewicht zulegen, rät mir mein Chirurg, und ich solle vor der OP gesund bleiben. Beides beherzige ich. Ich esse so viel ich schaffe und ziehe mich nach wie vor zurück, um mir nicht vor der OP einen Infekt einzufangen. Irgendwann ist die Wartezeit vorbei, und der letzte Tag vor der OP ist da.

Die OP und das, was folgt

Ich checke wieder einen Tag vor der OP in der Klinik auf meiner alten Station ein. Vom Personal werde ich herzlich begrüßt, und es ist nicht so beängstigend, fremd und einsam wie beim ersten Mal.

Am nächsten Morgen auf dem Weg zum OP-Saal nehme ich alles bewusster wahr als beim ersten Mal. Ich kenne jetzt den Weg und weiß, wohin ich gebracht werde. Ein Pfleger hinter der »Nicht betreten«-Glastür begrüßt mich freundlich, erbittet noch einige Auskünfte von mir und hilft mir dann auf eine schmale OP-Liege. Ich weiß, dass ich nun gleich in den kleinen Raum der Narkose-Vorbereitung geschoben werde. Die Narkose ist im ganzen Ablauf für mich immer der angstbesetzteste Moment, auch hier werde ich von einem sehr herzlichen und fürsorglichen Anästhesisten-Team begrüßt. Ich werde gebeten, mich an den seitlichen Rand der Liege zu setzen, eine Ärztin steht vor und der behandelnde Anästhesist hinter mir. Weil der Raum stark klimatisiert ist, werde ich in eine Art fliederfarbenen Mantel gehüllt, der mit warmer Luft gefüllt wird. Es ist so, als ob man von einem Ganzkörper-Föhn gewärmt wird. Die Wärme fühlt sich angenehm an, und die poppige Farbe in diesem kühlen Klinikraum tut auch gut. Dann werde ich gebeten, mich nach vorne zu beugen, damit der hinter mir stehende

Anästhesist den Zugang für die Anästhesie im Rückenbereich setzen kann. Er erklärt stets, was er macht. Er piekt und sticht, und das tut weh, es ist aber erträglich. Die entzückende Anästhesistin vor mir stützt mich, beruhigt mich, spricht mir gut zu und vermittelt eine liebevolle Zuwendung. Dieses Team arbeitet so professionell, ruhig und zugewandt, es ist ein großes Glück in diesem Moment der Angst. Kurz bevor ich wegdämmere, was sehr schnell geht, bedanke ich mich für die wunderbare Betreuung. Dann werde ich gebeten, mir einen Lieblingsort vorzustellen. Das tue ich, und mit diesem Bild schlafe ich vor der großen OP ein.

Die OP wird acht Stunden dauern. Zu meinem großen Glück kann der gesamte Tumor entfernt werden und mit ihm ein großer Teil des Muskels, auf dem er sich befindet. Zwei Nervenwurzeln und ein Stück Knochen an der Wirbelsäule werden auch entfernt. Nach der OP bleibe ich einen Tag auf der Intensivstation. In dieser Zeit bin ich von der Narkose noch sehr schläfrig. Es ist ein angenehmes Gefühl, und zum Glück wache ich dieses Mal ohne Schmerzen auf. Ein Neurologe stattet mir einen Besuch ab und überprüft die Reflexe des Beins, das durch die Operation des Muskels und der befallenen Nervenwurzeln betroffen ist. Die Reflexe sind da. Großartig, findet der Arzt, und auch ich. Solche guten Reflexe hatten die Ärzte nach dieser OP nicht erwartet.

Nach einem Tag erklärt mir der betreuende Arzt, dass mein Hämoglobin-Wert zu gering sei und dass ich zwei Blutkonserven erhalten müsse. Erstaunlicherweise war mir das nach der letzten OP erspart geblieben, doch nun ist es notwendig. Aus einem Plastikbeutel läuft fremdes Blut durch den Venenzugang in meinen Körper. Ich fange gar nicht an, in das Sorgenkarussell einzusteigen und über mögliche Erkrankungen des Fremdbluts nachzudenken. Ich bin zu schwach dazu, und es muss einfach sein. Zum Glück lässt sich mein Verstand darauf ein.

Am Abend des zweiten Tags auf der Intensivstation werde ich auf meine alte Station entlassen. Ich komme recht schnell wieder auf die Beine. Zunächst erhalte ich Betäubungsmittel über die Schmerzpumpe. Der Katheter muss jedoch nach einigen Tagen gezogen werden, und danach macht mir die Schmerzmedikation zu schaffen. Opioide vertrage ich nicht, mir wird übel und schwindelig, und wenn ich meine Augen schließe, sehe ich seltsame Muster. Nachts fühle ich mich immer besonders allein mit meinen Beschwerden. Ich hasse das Gefühl des Kontrollverlusts, und nachdem mir einmal nachts im Bad schwarz vor Augen wird und ich rechtzeitig noch die Notstrippe ziehen kann, um Hilfe zu rufen, entscheide ich, die Opioide abzusetzen.

Die durch die Opioide verursachten Muster, die ich sehe, wenn ich die Augen schließe, machen mir besonders viel Angst. Ich habe das Gefühl, dass mein Gehirn manipuliert wird. Eine ähnliche Erfahrung hatte ich während der Chemotherapie gemacht. Wenn ich meine Augen schloss, liefen Filme vor meinen Augen ab – Bilder, die ich nicht heraufbeschwor, sondern die einfach ohne mein gedankliches Mitwirken erschienen. Es tauchten darin Menschen auf, die ich nicht kannte, und Situationen, zu denen ich keine Assoziationen hatte. Die Onkologen hatten mich vor der Chemotherapie darauf hingewiesen, dass es neurologische und psychiatrische Nebenwirkungen geben könnte. Dieser Kontrollverlust war mir extrem unheimlich, und ich war froh, als diese verstörenden Filme nach Absetzen der Therapie aufhörten.

Wieder sind es die freundlichen Schwestern und hilfsbereiten Pfleger, die meinen Aufenthalt gut erträglich machen. Sie geben mir nie das Gefühl, dass ich belastend bin, und ihr Lächeln sowie ihre Aufmunterung schenken mir Kraft. Ich stelle fest, wie viel mobiler und weniger pflegebedürftig ich nach dieser OP im Vergleich zu der letzten bin, und ich genieße dieses Gefühl.

Wie auch nach der letzten Operation soll ich in einem engen Korsett liegen oder es zumindest beim Aufstehen anlegen, um zu vermeiden, dass ich meine Bauchmuskeln überanstrenge und dass meine Narbe aufgeht. Das Szenario macht mir natürlich Angst, aber das Korsett ist so unbequem, dass es das ohnehin schon mühselige Aufstehen noch beschwerlicher macht. Ich frage bei der Visite nach, ob ich es wirklich tragen muss. »Absolut ja«, meint die Oberärztin, und auf meine Frage, wie lang ich es tragen muss, antwortet sie felsenfest: »Sechs Wochen.« Bei der nächsten Visite mit anderen Ärzten frage ich noch einmal nach und erhalte die gewünschte Antwort: Nein, ich müsse es nicht tragen. Das habe ich inzwischen gelernt: Meinem Gefühl zu folgen und mehrfach nachzufragen. Denn es ist tatsächlich oft so: Von drei verschiedenen Ärzten erhält man drei verschiedene Antworten.

Es ist interessant, wie schnell man sich in den Tagesablauf des Klinikkosmos eingewöhnt und wie ich anhand von Geräuschen erkennen kann, welche Zeit es ist. Das Anschlagen der Besen an den Flurleisten zeigt die Aktivität der ersten Putztruppe an. Ich weiß dann, dass die Frühschicht demnächst zum Fieber- und Blutdruckmessen in meinem Zimmer erscheinen wird. Das Rücken mehrerer Stühle zeigt die Übergabe von einer Schicht zur nächsten an. Während dieser Momente versuche ich, keine Klingel zu betätigen, um die Übergabesitzungen nicht zu stören. Fußschritte mehrerer Menschen im Flur kündigen die Visiten an. In dieser Zeit gehe ich nicht ins Bad, um präsent zu ein, wenn die Ärzte in mein Zimmer kommen. Ich verlasse mich in dieser Zeit, in der ich angebunden an mein Bett hinter der verschlossenen Zimmertür bin, mehr auf meinen Hörsinn als gewöhnlich und muss an meinen kleinen Dackel denken, der zu Hause immer lange vor mir ankommende Gäste erkennt und dann seine wunderschönen Dackelohren spitzt.

Nach sechs Tagen meint einer der Chirurgen, der mich operiert hat, dass ich am Ende der Woche entlassen werden kann; vorher werden noch ein MRT und eine Blutuntersuchung gemacht. Beides wird für den nächsten Tag anberaumt. Ich frage, ob ich am nächsten Tag gehen darf, falls MRT und Laboruntersuchung in Ordnung sind. Er lässt sich darauf ein. Ich habe riesiges Glück – beide Untersuchungen sind unauffällig, und noch sehr wackelig auf den Beinen, aber freudestrahlend verlasse ich am nächsten Tag das Krankenhaus.

Zu Hause zu sein, ist für mich paradiesisch. In meinem eigenen Bett zu schlafen und mein eigenes Bad zu benutzen, erscheinen mir wieder einmal als unermesslicher Komfort. Ich habe in der postoperativen Phase mit starken Schmerzen zu kämpfen, und mein Eindruck ist, dass die Schmerzmittel, die ich einnehme, nicht wirken. Nachdem meine Leberwerte wieder stark ansteigen, nicht ganz so hoch wie nach der Chemotherapie, aber doch für mich besorgniserregend, setze ich die Schmerzmittel ab. Und die Schmerzen werden daraufhin nicht stärker. Ich halte sie aus und versuche, mich jeden Tag ein Stückchen mehr zu mobilisieren. Zu meinem ganz großen Glück kann ich mein Bein gut bewegen und auch die Treppen problemlos steigen. Die Ärzte hatten mir vor der OP gesagt, dass es durchaus sein könnte, dass ich durch die Entfernung von Teilen des Psoas-Muskels und von angrenzenden Nervenwurzeln Gehschwierigkeiten, insbesondere beim Treppensteigen, haben würde. Das tritt zu meiner großen Erleichterung nicht ein. Ich fange bald mit der Physiotherapie an und muss mich in meiner Aktivität immer wieder zügeln, wenn mein Körper mit Schmerzen darauf reagiert.

In meinem Bett brauche ich immer lange, bis ich eine Position finde, die am wenigsten wehtut. Und beim Anziehen muss ich mir Tricks einfallen lassen, wie ich es schaffe, eine Hose über das betroffene Bein zu ziehen, obwohl das Anheben des Beins schmerzt, oder einen Stiefel anzuziehen, ohne mich zu bücken, was noch wehtut. Als ich frustriert über meine Schmerzen und meine Unbeweglichkeit bin, erinnert mich mein mittlerer Sohn daran, dass ich eigentlich zu diesem Zeitpunkt noch hätte in der Klinik liegen sollen. Ich bin auf eigenen Wunsch hin früher entlassen worden und erwarte wohl zu viel von meinem Körper. So muss ich in dieser Zeit immer wieder die Balance zwischen Aktivierung und Geduld finden. Immer wieder muss ich auf meinen Körper hören, wenn er mich mit Schmerzen ausbremst, und meinen ungeduldigen Verstand zu mehr Geduld ermahnen.

In dieser Zeit merke ich wieder einmal, dass Akzeptanz der Schlüssel zur Heilung ist. Nur wenn ich meinen Zustand annehme, kann der Heilungsprozess meines Körpers beginnen. Wenn ich so tue, als müsste ich mich nur genug anstrengen und trainieren, damit ich wieder laufen kann wie vorher, überfordere ich meinen Körper und boykottiere seine Heilung. Es ist nicht einfach, mich immer wieder in meiner Aktivität auszubremsen und zu akzeptieren, dass dieser Heilungsweg kein Sprint, sondern ein Marathon sein wird. Nach den Wochen der Strahlentherapie und der durchgeführten OP wäre mir ein Sprint lieber, aber eine Freundin versucht mich daran zu erinnern, was ich selbst meinen Patienten immer versucht habe zu vermitteln: Konzentrier dich auf das, was du geschafft hast, und nicht auf das, was noch nicht geht.

Ich stelle fest, dass es den Ärzten schwerfällt, mir zu sagen, ob diese oder jene Beschwerde nach meiner OP »normal« ist. Alles sei sehr individuell, höre ich immer wieder und dazu die Empfehlung, Schmerzmittel zu nehmen. Ich merke, dass ich genau auf meinen Körper hören muss, was ich ihm zumuten kann und was nicht. Ist man einmal aus dem Krankenhaus entlassen, muss man einen eigenen Kompass finden für das, was »normal« ist und was nicht. Das ist oft verunsichernd, aber man muss lernen, damit umzugehen. Man kann Ärzte immer wieder konsultieren und Empfehlungen einholen; ob man sie befolgt oder nicht, muss man selbst entscheiden.

Im Verlauf meiner Rekonvaleszenz werden die einschießenden Nervenschmerzen immer stärker. Die Ärzte empfehlen ein Antiepileptikum. Das möchte ich nicht nehmen, weil meine Angst vor den Nebenwirkungen zu groß ist. Eine Neurologin, die ich konsultiere, überprüft die Nervenleitungen und bescheinigt mir eine gute Prognose. Sie meint, die Schmerzen seien ein Zeichen sich neu bildender Nervenbahnen. Diese Erkenntnis hilft mir, die Situation etwas positiver zu sehen, obwohl sie unangenehm ist. Als meine Schmerztoleranz zu sinken und die Verzweiflung darüber zu steigen beginnt, entscheide ich mich, zu einem anderen Physiotherapeuten zu gehen, den mir eine Freundin empfiehlt. Er hätte ein breites Spektrum an Geräten, mit denen er Schmerzen behandle. Bisher hatte ich es vermieden, andere Therapeuten als meine sehr geschätzte Physiotherapeutin, die auch schon nach der letzten Operation mit mir gearbeitet hatte, zu konsultieren. Zwei Monate nach der OP ist jedoch der Punkt erreicht, an dem ich denke, ich müsste noch andere Heilmethoden ausprobieren.

Der neue Therapeut behandelt mein Bein mit Radiowellen. Eine Stunde lang massiert er es mit unterschiedlichen Geräten und Frequenzen. Zu meiner großen Überraschung fühlt sich das Bein direkt besser an, die einschießenden Nervenschmerzen lassen an Intensität und Häufigkeit nach. Nach fast jeder Anwendung spüre ich eine deutliche Erleichterung des Schmerzes. Ich bin meiner Freundin so dankbar für diese Empfehlung. Und wieder einmal stelle ich fest, dass ich auf meinem Heilungsweg aktiv und auch offen für Neues sein muss – was mir in dieser Phase, in der ich mich am liebsten in meine häusliche Geborgenheit zurückziehe, schwerfällt. Ich merke aber auch, dass mich jeder Schritt nach Außen wieder weiterbringt, wenn ich ihn zum richtigen Zeitpunkt, nämlich dem, an dem ich wirklich dafür bereit bin, unternehme.

In dieser Phase steigen meine Leberwerte wieder, und ich konsultiere einen Leberspezialisten meiner Klinik, der mich bereits von meinem letzten Krankenhausaufenthalt kennt. Als ich in die Ambulanz der Inneren Abteilung gehe, um Blut abnehmen zu lassen, treffe ich auf meine Onkologin, die ich länger nicht gesehen habe. Ich freue mich, sie zu sehen, und bringe sie kurz auf den neuesten Stand meiner Krankengeschichte. Sie blickt mich an und meint mitfühlend: »Ich würde Ihnen einfach mal Ruhe wünschen.« Ich halte inne und lasse ihre Worte wirken. Ich spüre, dass ich in dieser Rekonvaleszenzphase wieder so im Kampfmodus bin, dass ich einen derartigen Gedanken in meiner augenblicklichen Situation nicht zulassen würde. Ihn von meiner Ärztin zu hören, löst ein Gefühl der Verletzlichkeit in mir aus, das ich schnell beiseitedränge. Wieder einmal bin ich in der Phase, in der ich gegen Schmerzen und Laborwerte außerhalb der Norm angehe, ich möchte Kampfwillen aktivieren und keine Schwäche zulassen.

In dieser Phase der Rekonvaleszenz versuche ich, eine neue Haltung einzunehmen. Nach meiner Erstdiagnose habe ich nicht gehadert, sondern gedacht: *O.k., jetzt trifft es mich.* Nach diesem Rezidiv entwickelte sich in mir eine Einstellung, die ausdrückt: *O.k., jetzt ist es genug!* Ich bin davon überzeugt, dass einerseits Akzeptanz der Schlüssel zur Heilung ist, andererseits ist es auch essenziell, kämpferisch zu sein und dem Krebs zu sagen: *Es reicht jetzt, verschwinde endlich!*

Interessanterweise habe ich keinen Hass auf die Erkrankung und betrachte sie nicht als Feind. Ich sehe die Krebszellen als kranke Zellen meines Körpers, und ich versuche, ihnen Heilung zukommen zu lassen, sodass sie gesunden können. Ich habe gehört und gelesen, dass viele Patienten durch die Wut und den Hass auf die Krankheit Kraft und Kampfgeist entwickeln. Jeder muss einen eigenen Weg finden, seine innere Kraft zu aktivieren. Für mich ist es eher der Weg, der Krankheit Heilung zukommen zu lassen, um sie aus meinem Körper zu verabschieden.

Der erste Kontrolltermin mit einem MRT und einer CT-Untersuchung, drei Monate nach meiner Entlassung aus der Klinik, verläuft zum Glück unauffällig. Meine Erleichterung, als mir die Ärzte das Ergebnis mitteilen, ist wieder einmal grenzenlos. Das Laufen jedoch fällt mir nach wie vor schwer und bereitet mir Schmerzen, weil der Psoas-Muskel noch nicht nachgewachsen ist und die anderen Muskeln, die nun beim Laufen seine Aufgaben übernehmen müssen, damit überfordert sind. Es frustriert mich, dass ich mein Laufpensum kaum steigern kann. Obwohl ich mich so gern bewege, verursachen mir auch Wochen nach der OP bereits kurze Gehstrecken Schmerzen. Insgesamt merke ich jedoch, dass meine Belastbarkeit im Alltag langsam wächst. Ich kann mich Stück für Stück besser bewegen, es fällt mir allmählich leichter, mich zu bücken oder etwas länger zu stehen. Wieder einmal muss ich mich darauf konzentrieren, meine Fortschritte zu beachten und das Augenmerk nicht nur auf die Defizite zu legen.

Nach etwa dreieinhalb Monaten schaffe ich es endlich, auf meinem Trampolin zu springen und nicht nur zu wippen. Meine Kondition ist zwar noch schwach, aber die Bewegungen mit den kurzen Momenten der Schwerelosigkeit machen mich sehr glücklich, und ich werde optimistischer, irgendwann wieder zu meiner früheren Kondition zurückzukehren.

Ich werde in der Zukunft weiterhin regelmäßig zu Nachsorgeuntersuchungen gehen müssen. Immer wieder werden damit

Nervosität, Sorgen und Herzklopfen verbunden sein. Ich habe mit Patientinnen gesprochen, die sich nach ihren Behandlungen ganz sicher waren, dass ihre Krankheit überwunden war. Ich würde mir eine solche Überzeugung wünschen, denn ich glaube, dass sie Kraft gibt. Aber es wäre eine Lüge, wenn ich behaupten würde, dass ich im Moment so empfinde. Ich arbeite daran und hoffe, dass ich auf meinem Weg der Heilung innerlich dahin gelange, die Unsicherheit auslösenden Gefühle der Angst gegen das Zuversicht vermittelnde Gefühl des Vertrauens zu ersetzen. Denn, davon bin ich zutiefst überzeugt, Vertrauen und Zuversicht befördern Heilung.

Teil 2

Wie Erkrankte sich selbst helfen können und wie Angehörige, Freunde, Ärztinnen, Schwestern und Pfleger sie unterstützen können

Der Umgang mit schwer kranken Menschen

Die Diagnose einer schweren Krankheit ist ein Trauma für jeden Betroffenen. Innerhalb von Sekunden ist nichts mehr, wie es einmal war. Das Leben, wie man es kannte, gibt es nicht mehr. Die Nachricht der Krankheit bricht über einen herein wie ein schwerer Sturm, und man ist gezwungen, sich umgehend mit den Konsequenzen der Diagnose auseinanderzusetzen. Es gibt keine angemessene Zeit der Verarbeitung, denn es müssen dringende Therapieentscheidungen gefällt werden. Dazu müssen Informationen beschafft und verarbeitet werden. Kurzum: Die Schwererkrankten befinden sich in einer existenziellen Ausnahmesituation.

Jeder Patient, jede Patientin reagiert in dieser Zeit auf eine unterschiedliche, der Persönlichkeit entsprechende Art und Weise. Nicht jedem tut das Gleiche gut, nicht jede fühlt sich durch dasselbe verunsichert. Ich habe in meiner Krankheitsphase in meinem Umfeld einiges an Unsicherheit erlebt. Ich kenne es aus meiner eigenen Erfahrung: Ist man verunsichert angesichts der Schwere der Erkrankung einer Freundin oder eines Bekannten und weiß nicht, wie man mit dem Erkrankten umgehen soll, besteht der natürliche Reflex oft darin, sich zurückzuziehen. Man macht dann nichts falsch, aber leider auch nichts richtig.

Ich denke, dass es einige allgemeine auf Menschlichkeit, Empathie und Zuwendung beruhende Verhaltensweisen des Patientenumfelds gibt, die den Erkrankten generell guttun. Ich trage im Folgenden einige Empfehlungen zusammen, die auf der Erfahrung meiner Krankheitsphase basieren. Die Reaktionen des Umfelds – der Familie, der Freunde, der Bekannten und auch der Personen, die die Patientinnen und Patienten medizinisch und pflegerisch versorgen – können extrem wertvoll und unterstützend für den Heilungsprozess sein. Genauso wichtig sind die eigenen Verhaltensweisen, also das, was man selbst tun kann, um sich in dieser schwierigen Phase zu entlasten. Ich werde im Folgenden von dem berichten, was ich selbst tun konnte, damit es mir besser ging, und ebenso von der Unterstützung durch andere, die mir geholfen hat.

Als Erkrankte

Auf die eigenen Bedürfnisse achten

So viel Deprimierendes, Verunsicherndes und schlichtweg Verwirrendes überflutet einen, wenn man mit einer schwerwiegenden Diagnose konfrontiert wird. In dieser Zeit geht es um das eigene Überleben, und das erfordert den Einsatz aller zur Verfügung stehenden physischen, mentalen, spirituellen und emotionalen Kräfte. Es ist entscheidend, in dieser Zeit auf sich zu achten, stärker und genauer als üblicherweise in gesunden Zeiten, um auf all seine Ressourcen zurückgreifen zu können und um nicht durch schwächende Einflüsse an wertvoller Kraft zu verlieren. Dafür ist es vonnöten, genau auf sich, seine Bedürfnisse und Emotionen zu achten. Es ist wichtig, als erkrankter Mensch für sich herauszufinden, was in dieser neuen, herausfordernden Situation guttut und was nicht.

Ich wusste sofort instinktiv, dass Rückzug und starkes Filtern meine Bedürfnisse waren. Ich wollte mich in dieser Phase, in der man sich informieren muss – über die Krankheit, über die Therapiemöglichkeiten, über die möglichen Krankenhäuser und Ärzte –, so weit wie möglich vor Verunsicherungen schützen.

Ich hatte das Glück, dass Mathias als mein medizinischer Berater agierte, und ich wusste, dass ich mich zu hundert Prozent auf seine Einschätzung verlassen konnte. Und ich hatte das Glück, dass ich ihm klar sagen konnte: »Ich werde nichts über diesen Tumor und seine Behandlung lesen oder googeln, das verunsichert mich zu sehr, bitte erzähl mir nur die relevanten Informationen.«

Für mich war das die ideale Lösung, denn ich weiß, dass mich jede nicht relevante Information sehr verunsichert und für zusätzliche Ängste gesorgt hätte. Mir hat es geholfen, mich in dieser Zweierkonstellation auszutauschen und dann mit den entsprechenden Ärzten zu beraten. Unabhängig davon, auf welche Art und Weise man zu einer Entscheidungsfindung hinsichtlich der medizinischen Behandlungen, die anstehen, kommt, ist es aus meiner Sicht existenziell wichtig, in sich hineinzuhören und auf seine Empfindungen zu achten. Hierbei ist es notwendig, Sachinformationen zu bekommen, sowie eine persönliche Einschätzung über die Ärzte, in deren Hände man sich begeben wird. Einzig und allein man selbst kann entscheiden, für wie kompetent und vertrauenswürdig man die entsprechenden Ärzte hält.

In dieser ganzen Krankheitsphase gilt es von Anfang an und immer wieder, in sich hineinzuhören und zu entscheiden, was einem guttut und was nicht. Das mag ungewöhnlich egoistisch erscheinen, in solch einem existenziellen Überlebenskampf ist diese Form von Selbstfürsorge jedoch gesund und angemessen. Es darf nicht wichtig sein, was sich Angehörige oder Freunde wünschen, sondern was man selbst für sich als richtig empfindet. Bei mir war es das Bedürfnis nach Konzentration und Rückzug, was im Gegensatz zu den Bedürfnissen mancher mir nahestehender Personen stand und zum Teil auch Unverständnis und Kränkung hervorrief. Da ich aber, wie ich es im ersten Teil dieses Buches beschrieben habe, wusste, dass ich mich mit aller Kraft auf meine

Heilung konzentrieren musste und hierfür Rückzug mein Weg war, konnte ich bei meinem Bedürfnis bleiben und es umsetzen. Etwas, was für mich harmonieliebenden Menschen schwierig, aber in dieser Situation unvermeidbar war.

Vielleicht geht es Ihnen umgekehrt, und Sie wünschen sich auf Ihrem Therapieweg viel Ablenkung und haben das Gefühl, dass Ihnen dies Kraft gibt. Dann bitten Sie um Besuche, Begleitung, Austausch und Ablenkung! Es gibt hier kein generelles Richtig oder Falsch, es gibt nur das persönliche Richtig oder Falsch. Das gilt es zu erspüren, und dem gilt es zu folgen. Und dieses persönliche Richtig oder Falsch ist nicht statisch, es entwickelt sich mit dem Krankheitsverlauf und kann sich auch komplett verändern. Achten Sie immer wieder auf sich, auf Ihre Bedürfnisse und Gefühle, auf das, was Sie meinen, was Ihnen guttut, und kommunizieren Sie das.

Ich hatte das große Glück, dass meine Familie unfassbar einfühlsam und altruistisch war. Niemand hat etwas von mir gefordert oder gewünscht, was ich nicht hätte tun wollen, alle haben versucht, meine Bedürfnisse und Wünsche zu erfüllen. Ich denke, dass alle Familien ihr Bestes geben, um erkrankten Angehörigen zu helfen. Manchmal sind kranke Menschen dennoch mit Anforderungen konfrontiert, die ihnen nicht guttun und die mehr den Bedürfnissen ihres Umfelds als den eigenen entsprechen. Das mag sehr unterschiedliche Gründe haben: Missverständnisse etwa, Gewohnheiten, die beibehalten werden, obwohl sie als unangenehm von den Patientinnen empfunden werden, und ganz oft mangelnde Kommunikation.

Damit das Umfeld weiß, was man braucht oder sich wünscht, ist es notwendig, dass man dies kommuniziert. Auch wenn wir uns alle wünschen, dass unsere Liebsten uns unsere Bedürfnisse von den Augen ablesen oder sie schlichtweg kennen oder erspüren, verhält es sich oft anders. Das heißt, wir müssen uns artikulieren und darüber sprechen, wie wir uns mit bestimmten Situationen fühlen, was uns belastet und was uns hingegen guttut.

In diesen Zeiten der extremen Herausforderung sollten Sie Ihren Fokus kristallklar auf das richten, was Ihnen Energie schenkt, was Sie vitalisiert und gut fühlen lässt. Identifizieren Sie Situationen, die Ihnen Energie rauben, und versuchen Sie, diese zu vermeiden oder zu optimieren. Und vor allem: Identifizieren Sie menschliche Energieräuber in Ihrem Umfeld, und reduzieren oder meiden Sie den Kontakt mit ihnen. Wenn Sie spüren, dass der Kontakt zu bestimmten Personen Sie anstrengt, verunsichert, Ärger oder Ängste auslöst, seien Sie konsequent, und schützen Sie sich. Sie befinden sich in einem Ausnahmezustand, und Ihre gesamte Energie sollte in das fließen, was Ihnen guttut und was Ihren Heilungsprozess befördert. Selbstverständlich lässt sich nicht jede anstrengende Aufgabe aus dem Weg räumen. Als erkrankte Mutter oder erkrankter Vater jüngerer Kinder beispielsweise muss man sich kümmern und kann sich nicht einfach die Decke über den Kopf ziehen, obwohl man das vielleicht manchmal möchte. Holen Sie sich Hilfe, zögern Sie nicht, andere darum zu bitten und sie in Ihre Pflichten und Aufgaben einzubeziehen. Und achten Sie darauf, sich eigene kleine Oasen des Wohlbefindens zu schaffen, sei es die Zeit für einen Spaziergang, ein langes Telefonat mit einer guten Freundin oder die Ablenkung durch einen schönen Film oder einen interessanten Podcast.

Versuchen Sie bewusst, neue Routinen zu schaffen, die Ihren Bedürfnissen in der jeweiligen Krankheitsphase entsprechen. In den Phasen, in denen ich während der Chemotherapie zu Hause sein durfte, ging ich jeden Morgen in den Garten und tanzte dort dick eingepackt zu meiner Lieblingsmusik, wie ich im ersten Teil dieses Buches beschrieben habe. Das wurde eine feste Routine in meinem Tagesablauf, auf die ich mich jeden Morgen freute. Nach meiner Operation stellte ich einen kleinen Tisch in mein Schlafzimmer, an dem ich essen konnte. Eigentlich wäre ich in dieser Zeit am liebsten die ganze Zeit im Bett geblieben, so auch zum Essen. Die Mahlzeiten am Tisch in meinem Schlafzimmer einzunehmen, erforderte nicht so viele Schritte wie in die Küche. Also raffte ich mich auf, im Sitzen am Tisch und nicht im Bett zu essen, was sich etwas mehr wie Normalität und etwas weniger als Patientendasein anfühlte. In dieser Phase versuchte ich auch, eine neue Meditationsroutine zu etablieren. Ich legte mich in den Nachmittagsstunden nach dem Mittagessen hin und versuchte zu meditieren. Wenn ich dabei einschlief, verzieh ich mir das, denn auch das schenkte mir Kraft.

Mentale Kraftquellen

Meine mentale Schwäche ist Angst. Grundsätzlich scanne ich bei jeder wichtigen Entscheidung alle Optionen, wäge die Risiken ab und bin nicht einfach optimistisch entscheidungsfreudig. Nachdem ich die Diagnose erhalten hatte, habe ich mit aller Kraft daran gearbeitet, mich nicht von der Angst überwältigen zu lassen, sondern mich in Vertrauen zu üben. Mir war klar, dass ich diesen zehrenden Therapieweg nur mit großer innerer Stärke schaffen würde. Angst schwächt, deshalb habe ich von Anfang an versucht, sie im Zaum zu halten.

An erster Stelle haben mir Meditationen geholfen, meinen Geist zur Ruhe kommen zu lassen und mir Phasen der Beruhigung zu schenken. Es gibt so viele unterschiedliche Arten von Meditationen, und es ist höchst individuell, auf welche Form man anspricht. Sollten Sie keine Meditationserfahrung haben und offen dafür sein, es einmal auszuprobieren, so gibt es Meditations-Apps, die vom Anfänger bis zum Fortgeschrittenen alle möglichen Formen der Meditation für unterschiedlichste Situationen anbieten. Es gibt kurze Einheiten so wie längere – für den Anfang sind die kurzen Meditationen empfehlenswert. Ich weiß, dass Meditation nicht für jeden funktioniert, auch ich habe erst vor einigen Jahren Zugang dazu gefunden. Ich denke, es ist auf jeden Fall einen Versuch wert, und es verhält sich so wie mit allem, was wir lernen – je regelmäßiger wir es anwenden und üben, desto besser gelingt es uns.

Das gezielte Atmen kann ein machtvolles Instrument der Beruhigung sein. In beängstigenden Situationen, etwa wenn ich ein MRT machen musste, wenn ich eine Drainage gelegt bekam oder vor meinen Operationen, hat die Konzentration auf meine Atmung sehr zu meiner Beruhigung beigetragen. Tief in den Bauch einatmen, dabei den Bauch nach außen wölben, kurz die Luft anhalten und dann tief und lang ausatmen. Bei der sogenannten 4-7-8-Atmung atmet man vier Sekunden durch die Nase ein, hält sieben Sekunden die Luft an und atmet dann acht Sekunden durch den Mund aus. Durch das bewusste Atmen beruhigt man sein Nervensystem. Das Konzentrieren auf die Atmung hat außerdem den Vorteil, dass man sich nicht den quälenden Angstgedanken aussetzt.

Zusätzlich zur bewussten Atmung setze ich in Situationen, die Angst in mir auslösen, die Technik der Visualisierung ein. Unser Geist kann bewusst Bilder erzeugen – beängstigende, niederdrückende, verunsichernde oder aber auch stärkende, motivierende oder beruhigende Bilder. Mein Kraftbild ist das meines Lieblingsstrandes. In angstauslösenden Momenten rufe ich das Bild des türkisfarbenen Meerwassers ab, was in sanften Wellen gegen den feinen weißen Sand schwappt, am Horizont sehe ich den wolkenlosen blauen Himmel. Ich konzentriere mich auf die leisen

Bewegungen der Wellen, deren Rhythmus sehr beruhigend auf mich wirkt.

Auch unsere Gedanken können uns Kraft geben oder uns schwächen. Um sie gezielt zur Stärkung einzusetzen, müssen wir uns ihrer bewusst werden. Ich habe versucht, in der Krankheitsphase sehr bewusst meine Gedanken zu beobachten und solche herauszufiltern, die meine Stimmung negativ beeinflussen. Ich erinnere mich, dass mir meine Schwester ein bezauberndes Bild schickte, das sie gemalt hatte, und das mich zeigte, wie ich voller Energie und Lebensfreude auf meinem geliebten Trampolin in die Luft springe. Ich freute mich riesig über das Bild. Ich ertappte mich jedoch beim Betrachten dabei, wie ich solche destruktiven Gedanken dachte wie: *Ob ich wohl jemals wieder so springen können werde?* Sobald ich mich bei Gedanken dieser Art ertappte, die zu entsprechend niedergeschlagenen Gefühlen führten, versuchte ich, sie durch konstruktivere Gedanken zu ersetzen: *Ich freue mich riesig darauf, nach meiner Krankenhausentlassung wieder Trampolin zu springen.* Ich visualisierte mich dann, wie ich in meiner bunten Sportleggings und mit meinem blauen Oberteil zu meiner Lieblingsmusik auf dem Trampolin sprang. Es wird Sie nicht verwundern: Dieser Gedanke und diese Bilder führten zu deutlich positiveren Gefühlen als der Zweifel daran, ob ich je wieder diesen Sport ausüben können würde.

In diesem Zusammenhang kann ich nur empfehlen, sich die »Warum Ich?«-Frage nicht zu stellen. Sie raubt nur Energie. Sich zu zermartern, warum es ausgerechnet mich getroffen hat, schwächt. Konstruktiv hingegen ist es, Aspekte des eigenen Lebensstils, wie etwa ungesunde Ernährungsgewohnheiten oder Tabakkonsum, die bekanntlich bei der Entstehung der Krankheit mitgewirkt haben, zu ändern. Das unterstützt den Heilungsprozess. Das ist vorwärtsgerichtet, im Gegensatz zu der müßigen

Frage, warum ausgerechnet ich mit dieser Krankheit geschlagen wurde. Achten Sie auf Ihre Gedanken, und versuchen Sie, sich quälende, nicht hilfreiche Gedanken dieser Art, die letztendlich nur zu zermarternden Selbstvorwürfen oder aber hilflosen Opfergefühlen führen, zu vermeiden.

Dieses Bewusstmachen der schwächenden Gedanken und das Ersetzen durch konstruktive, stärkende Gedanken erfordert Übung. Seien Sie nicht streng mit sich, wenn Sie sich bei negativen Gedanken ertappen, denn die Erkenntnis ist der erste Schritt zur Änderung und somit etwas Positives. Sehen Sie dies als Chance, denn nun können Sie stärkende und wohltuende Gedanken entwickeln.

In diesem Zusammenhang hat mir auch das Gespräch mit dem Krankenhaus-Psychologen, von dem ich an vorangegangener Stelle des Buchs berichtet habe, sehr geholfen. Mit seinem Satz »Sie sind aber streng mit sich« führte er mir vor Augen, wie sehr ich mich auf das fokussierte, was mir noch nicht gelang, und wie wenig wertschätzend ich auf das blickte, was ich bereits geschafft hatte. Ich war ärgerlich mit mir selbst, weil ich es nicht schaffte, im Krankenhaus meine Meditationsroutine aufrechtzuerhalten. Ich war enttäuscht von mir, weil ich mich als schwach empfand, und kritisierte mich dafür. Diese Selbstvorwürfe verstärkten meine ohnehin schlechte Stimmung.

Wenn es gelingt, sich nicht lediglich auf das zu konzentrieren, was man nicht schafft, sondern den Blick darauf zu richten, was man alles bereits überwunden und geschafft hat, wird der Blick auf sich selbst wohlwollender. Selbstverständlich trägt dies wiederum zu einer positiveren Stimmung bei. Manchmal hilft es, sich zu fragen, wie man eine Freundin oder einen Freund betrachten würde, befände sie oder er sich in der Situation, in der man sich selbst befindet, um zu einer objektiveren Beurteilung seiner selbst zu gelangen. Hätte ich eine Freundin begleitet, die diese Diagnose erhalten hätte, sich der Chemotherapie und dann der großen Operation sowie dem anschließenden langen Klinikaufenthalt unterzogen hätte, wäre es ausgeschlossen gewesen, dass ich sie wegen mangelnder Meditationspraxis oder überhaupt irgendetwas kritisiert hätte. Ich hätte ihre Stärke und Tapferkeit bewundert, und es hätte mit Sicherheit keinen einzigen Anlass zur Kritik gegeben. Es ist unser innerer Kritiker, der immer am schärfsten richtet. In Situationen, in denen man sich selbst mit Vorwürfen runterzieht, ist es hilfreich, sich daran zu erinnern, dass dieser Kritiker alles andere als objektiv ist.

Wenn Sie merken, dass Sie sich kritisieren, versuchen Sie den Blick auf das zu lenken, was Sie bereits geschafft haben. Machen Sie eine Liste mit den Dingen, die Ihnen gelungen sind in dieser schwierigen Situation. Tragen Sie diese zum Beispiel in Ihr Handy ein, auf das Sie immer einen Blick haben können, um sich daran zu erinnern, und auf dem Sie die Liste immer weiter fortsetzen können mit neuen Etappenzielen, die Sie für sich erreicht haben. Diese müssen gar nicht groß sein, es sind die kleinen Schritte, die uns kontinuierlich nach vorne bringen. Wichtig ist, sich nicht an dem festzuhalten, was noch nicht gelingt, sondern sich auf das zu konzentrieren, was geschafft ist – das stärkt uns und schenkt uns Selbstvertrauen. Selbstvertrauen, das so dringend nötig ist, um den Heilungsweg zu bewältigen.

Sehr wichtig war für mich auch, mich direkt nach der Diagnose damit auseinanderzusetzen, wofür ich weiterleben möchte. Diese Frage klingt fast überflüssig, denn wir wollen doch alle leben, oder etwa nicht? Aber weshalb genau wollen wir leben? Was treibt uns an? Was genau wollen wir mit unserem restlichen Leben anfangen? Für mich war die Antwort sehr klar: Ich möchte meine zukünftigen Enkelkinder kennenlernen und meine Söhne mit ihren zukünftigen Familien begleiten und unterstützen (soweit erwünscht …). Diese Klarheit zauberte mir sofort wunderschöne Bilder vor mein inneres Auge. Diese Bilder rief und rufe ich noch heute immer wieder ab und mit ihnen die damit einhergehenden Gefühle der Liebe und Freude. Sie stärkten meinen Kampfwillen und meine Zuversicht.

Um ganz ehrlich zu sein: Es gab Tage, an denen es mir überhaupt nicht gelang, eine einzige meiner mentalen Kraftquellen anzuzapfen – weder das Visualisieren wohltuender Bilder noch das Fokussieren auf stärkende Gedanken. Manchmal fühlte ich mich so schwach und ausgelaugt, dass ich einfach nur stumpf auf meinem Bett lag und alles über mich ergehen ließ, was gemacht werden musste. Und aus eigener Erfahrung möchte ich nur empfehlen: Bitte kritisieren Sie sich nicht in solchen Phasen. Krankheit schwächt, und nicht immer ist man in solchen Phasen in der Lage, Kräfte zu mobilisieren oder einen Funken von mentaler Selbstkontrolle zu üben. Dann ist es so. Dann ist Akzeptanz die beste Art und Weise, mit der Situation umzugehen. Akzeptanz auch über das Wissen, dass morgen ein neuer Tag ist und dann vielleicht mehr Energie vorhanden sein wird, um wieder mehr mentale und dann auch emotionale Kontrolle über die eigene Situation zu gewinnen.

Gefährlich für die Gesamtstimmung und den Heilungsprozess wird es, wenn man sich seinen Sorgengedanken hingibt und sich in einen Strudel des Ausmalens von verzweifelten Szenarien reißen lässt. Ich war an so einem Punkt, als meine Übelkeit einfach nicht besser wurde und es mir nicht gelang, genug zu essen. Ich befand mich in einem mentalen Sorgenkarussell, das sich mit immer größerer Geschwindigkeit zu drehen begann. Irgendwann gelang mir der Ausstieg – durch die Anregungen des Therapeuten und glücklicherweise auch dadurch, dass mein physischer Zustand sich irgendwann endlich zu bessern begann und die Entzündungswerte zurückgingen. Das Vertrauen, dass es besser werden kann und wird, darf man nicht durch seine quälenden Sorgen ersticken. Vertrauen ist entscheidend im Kampf um die Gesundheit.

Dem Verlust der Selbstbestimmtheit entgegenwirken

Als Patient eines Krankenhauses gibt man mit der Anmeldung in der Klinik seine Selbstbestimmtheit auf – man folgt dem, was für einen vorgesehen wird. Andere bestimmen über den Ablauf des Tages und weitestgehend über das, womit der Krankenhaustag gefüllt sein wird. Viel Zeit wird mit Warten verbracht – warten auf die Visite, warten auf den Transportservice, warten auf die Untersuchung, warten auf die Auswertung der Untersuchung, warten, warten, warten. Der Verlust der eigenen Selbstbestimmtheit verletzt das Ego. Es ist schwierig, sich als erwachsener Mensch, der vor der Krankheit sein Leben komplett selbstständig gestaltet hat, in diesem Ausmaß unterzuordnen. Auch wenn ich völlig einsah, dass diese Unterordnung notwendig und letztendlich hilfreich für mich war, löste sie Gefühle der Frustration in mir aus.

Was mir half, wenigstens ein kleines Maß an gefühlter Selbstkontrolle wiederzufinden und zu empfinden, auch wenn ich mich noch so geschwächt fühlte, war, dass ich mir in jeder Phase meines Krankheitsverlaufs immer wieder kleine, selbst gesteckte Ziele setzte. Beispielsweise nahm ich mir vor, mich in der ersten Phase nach der OP zu drehen oder aufzusetzen oder eine bestimmte Anzahl an Atemübungen am Tag zu machen oder so und so viele Schritte im Gang zu schaffen oder mich für einen festgelegten Zeitraum auf dem Trainingsgerät zu bewegen oder meine tägliche Essensmenge zu steigern. Ich habe die Ziele nicht immer erreicht, aber wenn ich sie erreichte, hat es sich für mich gut angefühlt, einen Beitrag für meine Heilung geleistet zu haben, und sei er auch noch so klein. Das gab mir ein kleines Stück meiner gefühlten Selbstbestimmtheit zurück und war eine Möglichkeit, nicht nur passiv dem zu folgen, was für mich angeordnet wurde, sondern aktiv für mich zu bestimmen, was ich erreichen möchte. Und diese Ziele können nicht nur in physischen Aktionen bestehen, sondern auch in mentalen. Ich versuchte, immer wieder meine Stimmung positiv zu beeinflussen. Zur Meditation war ich nicht in der Lage, aber ich versuchte dennoch, wenigstens kleine mentale Pausen einzulegen, in denen ich mir etwas Schönes vorstellte, um so meine Energie zu heben.

Ein wichtiger Schritt hin in die Richtung der Selbstbestimmtheit war es, als ich meinen Stationsarzt bat, mir Vitamin-C-Infusionen zu geben. Ich nahm vor meiner Diagnose Nahrungsergänzungsmittel und fühlte mich wohl damit. Nach meiner Diagnose wurden sie abgesetzt, dennoch hatte ich in meinem geschwächten Zustand nach meiner OP das Bedürfnis, meinem Körper etwas mehr als die schulmedizinischen Therapien zukommen zu lassen. Dass ich dann nach Anfrage Vitamin-C-Infusionen erhielt, fühlte sich wohltuend für mich an, ich hatte das Gefühl, etwas zur Unterstützung meiner Heilung beizutragen.

Umgang mit den eigenen Emotionen

Wenn man eine lebensbedrohliche Diagnose erhält, stellt das eine Extremsituation dar. In Extrem- oder auch Überlebenssituationen muss unser Organismus seine Kräfte bündeln, um sich den Herausforderungen stellen zu können und um sie zu bewältigen.

Es gibt bei existenziellen Bedrohungen die sogenannte *Fight or Flight*-Reaktion – wird ein Tier in freier Wildbahn angegriffen, hat es zwei Chancen, sein Überleben zu sichern – entweder sich dem Kampf mit dem Angreifer zu stellen oder vor ihm zu fliehen. Erhalten wir eine schwere Diagnose, haben wir nur eine Möglichkeit, unser Überleben zu sichern: Wir müssen kämpfen, Flucht ist hierbei nicht zielführend.

In einer Kampfsituation brauchen wir all unsere Energie, um den Kampf zu bestehen. Gefühle der Ängstlichkeit, Unsicherheit oder Hilflosigkeit, die mit der Diagnose einhergehen mögen, schwächen uns. Das war mir vom ersten Moment an bewusst, nachdem ich meine Diagnose erhalten hatte. Bin ich in »normalen« Situationen jemand, die sich gern mit ihren Emotionen befasst, sie zulässt und analysiert (sicherlich eine übliche Eigenschaft von Therapeutinnen ...), so wusste ich, dass ich in dieser existenziellen Überlebenskampfsituation keine schwächenden Gefühle zulassen durfte. Ich kämpfte an gegen Angst und Traurigkeit, unterdrückte Tränen und verbot mir selbstbemitleidende Gedanken. Ich wollte, ich musste stark sein. Diese innere Haltung trug mich durch weite Teile meiner Krankheitsphase – die Chemotherapie, die Operation und einige Wochen meines Krankenhausaufenthalts. Die Fight-Reaktion geht einher mit physiologischen Prozessen wie einem erhöhten Adrenalinausstoß, einer Erhöhung der Puls- und Herzfrequenz, einem Blutdruckanstieg, einer schnelleren, flacheren Atmung, der Hemmung der Verdauung und einer Steigerung der Muskelanspannung. In der Tierwelt ist die Fight-Reaktion eine kurzfristige. Sie ist vorbei, sobald die Begegnung mit dem Angreifer beendet ist, und der Organismus kommt dann wieder in einen Normalzustand. Auch die exklusive Fokussierung auf die Bedrohung – beim Menschen würde man das als »Tunnelblick« bezeichnen – ist vorübergehend. Sind wir Menschen einer lebensbedrohlichen Erkrankung ausgesetzt, ist diese Fight-Reaktion länger aktiviert, und je länger sie dauert, desto erschöpfender ist sie physisch und psychisch für unseren Organismus.

Nach all den postoperativen Wochen nach der ersten OP, in denen meine Bauchspeicheldrüse sich Zeit nahm und nicht an Heilung dachte und ein Ende des tristen Krankenhausaufenthalts nicht absehbar war, mein Allgemeinzustand aber nicht besser, sondern durch meine Übelkeit und Essensprobleme immer schlechter wurde, schaffte ich es nicht mehr, meine Sorgen und Gefühle der Ängstlichkeit und Traurigkeit zu unterdrücken. Mein emotionaler Schutzanzug wurde porös. Irgendwann ließ ich das zu, was ich mit solcher Vehemenz zu verhindern versucht hatte: meine Gefühle der Angst, Traurigkeit und Hilflosigkeit. Wie ich an vorheriger Stelle im Buch beschrieben habe, übermannten sie mich, und ich konnte endlich weinen. Zunächst fühlte ich mich sehr schwach. Nach einiger Zeit wirkte dieses emotionale Zulassen jedoch reinigend, und es war dieser Moment, der dazu führte, dass ich bereit war, einen Therapeuten zu konsultieren.

Was ich sagen möchte:

Es gibt Momente, in denen wir stark sein wollen und müssen, in denen wir unsere gesamte Energie und Kraft für den Kampf gegen die Krankheit einsetzen müssen. In diesen Zeiten sind Mut, Tapferkeit, Zuversicht und Ausdauer erforderlich. Schwächende Gefühle wie Ängstlichkeit, Traurigkeit und Hilflosigkeit hemmen uns in unserer Stärke. Deshalb ist es hilfreich, alles für unsere emotionale und mentale Stärke zu tun – Meditation, das bewusste Lenken unserer Gedanken, positives Visualisieren, körperliche Aktivitäten wie Yoga oder andere Sportarten, Zeit in der Natur, der Austausch mit Menschen, die uns guttun. Es mag uns gelingen, diese schwächenden Gefühle für eine Weile zu unterdrücken, sie nicht an die Oberfläche unseres Bewusstseins auftauchen zu lassen. Wir »erkaufen« uns für diese Zeit ein gewisses Gefühl der Stärke, die in diesem kritischen Kampfmoment, in dem wir existenziell um unsere Gesundheit ringen, notwendig ist. Dies ist jedoch kein Zustand, den man ewig aufrechterhalten kann. Irgendwann wollen sich die unterschwelligen Gefühle Bahn brechen, meist in Momenten, in denen unsere emotionalen, mentalen und physischen Ressourcen am Limit sind, nach Phasen, die zu sehr an uns gezehrt haben. So wie bei mir, als mir nach Wochen niemand sagen konnte, wie lange ich noch im Krankenhaus bleiben müsste, als ich ein Kilo nach dem anderen abnahm und mir das Essen nicht leichter, sondern immer schwerer fiel. Als es mir nicht mehr gelang, meine Sorgen zu kontrollieren, als ich mich physisch immer schwächer fühlte und die Aussicht, Weihnachten möglicherweise im Krankenhaus verbringen zu müssen, mich emotional niederzog und ich das Gefühl hatte, nicht mehr gegen die Traurigkeit und Sorgen ankämpfen zu können. In diesem Moment ließ ich die Traurigkeit, Ängste, Zweifel und Sorgen zu und weinte, wie ich lange nicht geweint hatte. Dieser Moment war der Auslöser, der dafür sorgte, dass ich bereit dafür war, mich auf therapeutische Hilfe einzulassen.

Ich möchte an dieser Stelle therapeutische Hilfe bei Erhalt einer schweren Diagnose sehr empfehlen. Nicht für jede oder jeden ist mein Weg des Anlegens des »emotionalen Schutzanzugs« und das einstweilige Unterdrücken der schwächenden Gefühle der Gangbare. Dass in dieser Situation Gefühle wie Traurigkeit, Angst, Mutlosigkeit, Verzweiflung oder Hilflosigkeit auftreten, ist normal, angemessen und menschlich. Wie jeder damit umgeht, ist sehr individuell. Psychotherapeutische Gespräche können helfen, diese Gefühle einzuordnen und Strategien zu entwickeln, damit umzugehen. Üblicherweise werden Therapiegespräche auch in Krankenhäusern angeboten – sie sind eine Chance, die man in dieser schwierigen Situation ergreifen sollte. Auch für die Zeit nach der Krankenhausentlassung kann es sehr hilfreich sein, psychotherapeutische Hilfe in Anspruch zu nehmen, und da es leider üblicherweise lange Wartezeiten für Therapieplätze gibt, lohnt es sich, sich bereits frühzeitig um einen Therapieplatz zu bemühen.

Der Blick auf sich als Patientin

Ich erinnere mich, dass ich vor dem Beginn der Chemotherapie auf die onkologische Station ging, um ein Arztgespräch zu führen. Auf dem Weg dahin wurde eine Jugendliche in einem Krankenhausbett in den Fahrstuhl geschoben. Sie war sehr blass, hatte tiefe schwarze Ringe unter den Augen, war abgemagert und hatte einen kahlen Kopf. Oje, das arme Mädchen, dachte ich und versuchte, sie nicht anzublicken. Und mir war klar, dass ich wohl in kurzer Zeit ähnlich aussehen würde, aber irgendwie wirkte dieser Gedanke, während ich noch kräftig und selbstständig meiner Wege ging, fast irreal.

Gut zwei Monate später war ich es, die in einem Krankenhausbett durch die Krankenhausflure und vor allem durch den Wartebereich für ambulante Patienten zum MRT-Bereich geschoben wurde. Ich spürte die Blicke der wartenden Patienten auf mir und wusste: Nun bin ich die bemitleidenswerte, ausgemergelte und kahle Patientin, die man nicht anstarren möchte und die unangenehme Empfindungen bei der Betrachterin auslöst. Ich hatte es bereits antizipiert, dennoch war es ein überraschendes Gefühl für mich. Ich wusste, dass meine äußerliche Hülle, meine Anmutung der schwerkranken Patientin entsprach, die noch nicht einmal im Rollstuhl geschoben werden, geschweige denn selbstständig laufen kann. Innerlich wollte ich mich jedoch nicht damit identifizieren. Ich wollte die Energie dieser Blicke nicht in mir aufnehmen, ich wollte mich nicht so sehen, wie ich von anderen betrachtet wurde. Ich kämpfte innerlich darum, mich auch in dieser Situation als stark und keineswegs als bemitleidenswert zu empfinden.

Wieder einmal nutzte ich mentale Visualisierung, um in mir stärkende Bilder aufleben zu lassen, in denen ich mich in Situationen sah, in denen ich glücklich und vital war, und ich versuchte mich von den positiven Gefühlen, die diese auslösten, durchdringen zu lassen. Man braucht schon sehr leuchtende, klare und fröhliche Bilder, um die Krankenhaustristesse von künstlich beleuchteten, kargen und zugigen Warteräumen und die gefühlten Blicke anderer Menschen auszublenden. Das gelang mir mal besser, mal schlechter, je nach meiner Tagesform und Stimmung. Diese innere Welt mit den selbst gestalteten Bildern war jedoch immer ein Zufluchtsort, in den ich mich retten konnte, wenn mir die Bilder der äußeren Welt zu belastend erschienen.

Während der Chemotherapie ging ich einmal auf dem Klinikgelände spazieren mit meinem rostigen, quietschenden Medikamentenständer und dem Gerät, über das alle Medikamente dosiert wurden und das empfindlich auf Bewegung reagierte und beim Spazieren oft Alarm auslöste. In diesem Moment lief eine Mutter mit ihrer kleinen Tochter an der Hand an mir vorbei. Das Mädchen blickte mich mit einer Mischung aus Neugierde und Skepsis an. Mein erster Reflex war wegzublicken, so unwohl fühlte ich mich in meiner Identität als Unbehagen auslösende Patientin. Doch dann lächelte ich es an – wie ich es auch vor meiner Krankheit getan hätte. Und es lächelte zurück. Das war eine wunderschöne Erfahrung für mich und zeigte mir, dass ich in meiner Identität als schwerkranke Patientin meine innere Haltung und Ausstrahlung nicht dem Wandel meines physischen Zustands angleichen sollte. Im Kern war ich ja noch ich, auch wenn ich nicht mehr so aussah. Ich liebe Kinder und freue mich über ihre neugierigen Blicke. Warum sollte ich geknickt wegblicken, anstatt zu lächeln? Es lag an mir, wie ich auf die Blicke meiner Umwelt reagieren würde.

Als interessantes Phänomen empfinde ich rückblickend, wie ich in dieser Zeit meine äußere Erscheinung weitestgehend weggeblendet habe. Ich habe mich, als ich wieder laufen konnte, täglich im Spiegel gesehen. Ich habe das, was ich dort sah, nicht an mich herangelassen. Mit diesem ausgemergelten Gesicht, der mageren, gekrümmten Figur und dem kahlen Kopf wollte ich mich nicht identifizieren. Einige Wochen nach meinem Krankenhausaufenthalt sah ich ein Foto, das einer meiner Söhne während des Klinikaufenthalts von mir gemacht hatte, und erschrak. So hatte ich mich tatsächlich nicht wahrgenommen. Es war mir gelungen, mich vor den unangenehmen Empfindungen zu schützen, die diese realistische Wahrnehmung in mir ausgelöst hätte. Dies war kein bewusster Prozess gewesen, unbewusst habe ich mich auf diese Art und Weise vor meiner eigenen Beurteilung geschützt.

Mentale Haltung

Bevor ich meine Diagnose erhielt, vermied ich Medikamente, nahm regelmäßig Vitamine und Nahrungsergänzungsmittel und war froh, wenn ich Halsentzündungen mit Ingwer und Zitronentee und pflanzlichen Tabletten heilen konnte. Nach meiner Diagnose musste ich mental und emotional innerhalb kürzester Zeit umschalten: Der schnell wachsende Tumor war nur außer Gefecht zu setzen, wenn ich mich auf die vorgeschlagenen Therapien einließ, und dazu gehörte auch die Chemotherapie, die ich kurz nach der Diagnosestellung begann. Aufgrund des lebensbedrohenden

Ausmaßes meiner Diagnose war es mir glücklicherweise möglich, meine Haltung innerhalb kürzester Zeit zu ändern. Ich wusste, hier komme ich mit meinem naturmedizinischen Ansatz nicht weiter, ich muss mich auf die Empfehlung der Ärzte einlassen. Und dazu war es wichtig, dass ich meinen Ärzten vertraute – und auch das tat ich glücklicherweise. Als ich begleitet von meinem neben mir sitzenden ältesten Sohn in meinem Krankenhausbett lag und die erste Dosis des chemotherapeutischen Medikaments in leuchtend oranger Farbe in meinen Körper floss, hieß ich sie tatsächlich willkommen.

Vor meiner Erkrankung war ich stets sehr beeindruckt, wenn ich Menschen begegnete oder von ihnen las, die Schicksalsschläge diverser Art, so auch schwere Erkrankungen, als Geschenk betrachteten und bezeichneten, weil sie ihrem Leben letztendlich eine positive, neue Wendung gegeben hatten. Mir erschien es schwer vorstellbar, auch wenn man noch so einen positiven Blick auf sein Leben einnahm, schwere Schicksalswendungen als Geschenk zu empfinden. Wie konnte das diesen Menschen gelingen, fragte ich mich dann immer und fand keine befriedigende Antwort.

Ich möchte nicht so weit gehen, meine Krankheit als Geschenk zu bezeichnen, dennoch möchte auch ich, dass sie Positives in sich birgt. Solche schicksalhaften Wendungen im Leben sind existenziell, mit allem, was dazugehört. Sie zwingen zur Reflexion, zum In-die-Tiefe-gehen und Priorisieren. Und wenn man sich diesen mentalen Prozessen stellt, können daraus heilsame Erkenntnisse entspringen, die dem eigenen Leben eine andere und vielleicht passendere Wendung geben. Bei solch existenziellen Herausforderungen muss man zu sich blicken und entscheiden, was zu einem passt und was nicht, was wichtig ist und was nicht, was guttut und was nicht. Es sind Fragen, die mit einer Dringlichkeit auftauchen wie nie zuvor. Man kann sich ihnen entziehen, oder man kann auf sie zugehen und nach tieferer Erkenntnis suchen.

Eines kann ich mit Sicherheit sagen: Möchte man seiner Krankheit etwas Positives abgewinnen, darf man sich nicht als Opfer betrachten. Auch wenn es nachvollziehbar und naheliegend ist, so zu empfinden und man auch allen Grund der Welt dazu hätte, bringt es einen nicht weiter, im Gegenteil: Es schwächt und löst Gefühle der Hilflosigkeit und Wut aus. Es ist die Haltung des Akteurs und nicht des Opfers, die man einnehmen sollte, wenn man etwas Positives aus der Krankheit ziehen möchte. So absurd es klingt: In Krisensituationen hat man die Chance, eine Stärke zu entwickeln, die man in gewöhnlichen Situationen nicht hat. Es ist eine Herausforderung, die man annehmen kann, um zu wachsen und zu neuen Erkenntnissen zu gelangen.

Natürlich heißt dies nicht, dass man sich nicht schwach fühlen darf und seine Schwäche verbergen muss. Wie viele Stunden und Tage habe ich mich kraftlos und auch verzweifelt gefühlt und matt auf meinem Bett gelegen. Solche Momente sind harte Prüfungen, und jede und jeder bewältigt sie auf eine andere Art und Weise. Für mich hat Akzeptanz geholfen, die Akzeptanz der Situation als eine extrem belastende. Mir in diesen Momenten nichts weiter abzuverlangen, als zu atmen und darauf zu hoffen und zu vertrauen, dass es besser wird und dass die Kraft zurückkommt. Dies hat mich auf eine sehr fragile, aber entscheidende Weise als Akteurin fühlen lassen und mir einen Funken von Selbstbestimmtheit gegeben. Akzeptanz hilft, die Energie nicht in frustrierende und selbstschädigende Gefühle und Gedanken zu dirigieren, sondern den Körper und die Seele einfach ruhen zu lassen.

Vertrauen in die eigene Heilung entwickeln und festigen

In Gesprächen, die ich zum Beispiel auf Meditationsseminaren mit Menschen führte, die Heilungen ihrer Erkrankungen erfahren haben, und in Berichten, die ich über solche geheilten Menschen gelesen habe, erscheint mir ein Wirkfaktor als herausragend: Das Vertrauen in die eigenen Heilungskräfte.

Dieses Vertrauen manifestiert sich oft als Vertrauen in die eingeschlagene Therapie. Sei es eine Ernährungsumstellung, emotional-therapeutische Arbeit, herkömmliche schulmedizinische Therapien oder alternative Heilungswege oder die Mischung aus verschiedenen Ansätzen. Menschen, die eine spontane oder eine radikale Heilung erleben, vertrauen in sich, ihren Körper, ihre Kraft und in den Weg, den sie eingeschlagen haben.

Im ersten Teil des Buchs habe ich erwähnt, dass ich an diesem Vertrauen arbeite. Für mich ist hierbei die spirituelle Ebene sehr hilfreich. Mithilfe von Meditationen gelingt es mir bisweilen, eine Verbindung zu meinem Inneren herzustellen und mich mit mir und mit der Welt um mich herum als verbunden zu erleben. In diesen Momenten vertraue ich in mich, in meine Heilung, in die Verbindung nach außen.

Sich mit sich selbst verbunden zu erleben, ist die Voraussetzung dafür, um zu entscheiden, was man für sich als heilsam oder nicht empfindet. Nur wenn man mit sich verbunden ist, kann man herausfinden, in welchen Weg man sein Vertrauen setzen kann. Insofern halte ich die Anstrengung, mit sich in Verbindung zu gehen, als grundlegend. Ich weiß, dass Meditation nicht jedem liegt. Meiner Ansicht nach kann auch ein Spaziergang in der Natur oder eine Tätigkeit, bei der man ganz bei sich ist – wie etwa Musizieren, Tanzen oder Joggen –, zu diesem Erlebnis der Verbindung führen. Hierbei ist es wichtig, sich nicht im Außen abzulenken, sondern sich mit sich allein zu beschäftigen. Etwas, was vielen Menschen Angst einflößt, jedoch, wenn es gelingt, als sehr bereichernd und wohltuend erlebt werden kann.

Momente des selbst gewählten Rückzugs, der Zeit mit sich und für sich, erscheinen mir als sehr bedeutsam, um diese Verbindung und dieses Vertrauen entwickeln zu können. Die Reise dahin ist stets individuell, und man sollte sich mit Neugierde und Experimentierfreude darauf einlassen. Es ist ein ganz persönliches Abenteuer, das wertvolle Erkenntnisse birgt.

Die Bedeutung der Unterstützung durch andere

Ich kann eindeutig sagen, dass ich meinen Weg durch die schlimmen Wochen und Monate nach der Diagnose und alle Therapien und Operationen, die folgten, nicht ohne die Unterstützung meiner Familie geschafft hätte. Der emotionale und bedingungslos liebevoll unterstützende Rückhalt durch meine Familie hat mich durch diese Zeit getragen. Es hat mich in einem nicht hoch genug einzuschätzenden Ausmaß entlastet, dass ich mich im Hinblick auf die medizinischen Erkundigungen hundertprozentig auf Mathias verlassen konnte. Er hat seine Termine so gelegt, dass er mich fast täglich im Krankenhaus besucht hat, manchmal mehrfach am Tag, und er war bei wichtigen Arztgesprächen dabei oder per Telefon dazugeschaltet. Meine Jungs haben sich an den Wochenenden abgewechselt, sodass an den tristen langen Samstagen und Sonntagen immer jemand bei mir war. Sich auf jemanden verlassen zu können, sich durch jemanden entlastet zu fühlen und sich durch jemanden begleitet und umsorgt zu fühlen, ist das, was in einer solchen Situation guttut. Liebe Verwandte, Freundinnen und Freunde haben mich durch hilfreiche Gesten und Gedanken unterstützt.

Viele Menschen fühlen sich im Umgang mit schwer erkrankten Patienten verunsichert. Auch ich fühlte mich manches Mal in Anbetracht von schwer erkrankten Freunden oder Bekannten verunsichert – was darf man, was darf man nicht, was tut gut, was eher nicht? Oft zerbricht man sich sehr den Kopf darüber, wie man auf die Patientin oder den Erkrankten zugehen sollte, und macht dann am Ende – nichts. Und dies nur aus Unsicherheit oder aus der Sorge heraus, etwas falsch zu machen.

Aus meiner Erfahrung möchte ich berichten, welche Verhaltensweisen von Familie, Freunden und Bekannten mir gutgetan haben.

Verständnis

Die Erkrankte befindet sich nach der Diagnose in einer Art Schocksituation. Es ist eine Ausnahmesituation, in der sich die Person, die Sie bis dahin kannten, mit großer Wahrscheinlichkeit anders benehmen wird, als Sie es bis zu diesem Zeitpunkt gewohnt waren. Ungewöhnliche Situationen befördern ungewöhnliche Reaktionsweisen. Eine Freundin, die Sie bislang als sehr kontrolliert erlebten, mag plötzlich voller wütender Emotionen reagieren. Ein fröhlicher, extrovertierter Freund kann auf einmal eine rückzügige, kurzangebundene Seite zeigen. Wie jemand mit solch einer Schockdiagnose umgeht, ist nicht vorhersehbar. Es gibt auch hier kein generelles Richtig oder Falsch, sondern immer nur das persönliche, dem Moment entsprechende Richtig oder Falsch für die erkrankte Person selbst. Als nahestehende Person können Sie nur auf eine Art richtig reagieren – mit Verständnis. Haben Sie Verständnis für die Emotionen der Patientin. Sie müssen sie weder gutheißen noch missbilligen, sondern nehmen Sie sie einfach an, wie sie sich Ihnen präsentieren. Versuchen Sie, nicht zu urteilen, sondern mit Verständnis auf das zu reagieren, was die oder der Erkrankte Ihnen entgegenbringt.

Ich hatte damals meine nächste Verwandtschaft sowie engsten Freundinnen und Freunde über die Diagnose informiert, und ich bin mir sicher, dass mich einige von ihnen seltsam fanden. Ich hatte auch seltsame Empfindungen, in dem Sinne, dass ich einerseits fühlte, dass es richtig und wichtig für mich war, die engsten Menschen in meinem Leben über meine Diagnose zu informieren, gleichzeitig fielen mir die Gespräche unglaublich schwer. Ich hatte Angst vor den zum Teil nachvollziehbaren emotionalen Reaktionen, die wiederum meine Ängste und Sorgen triggerten. Ich hatte Angst vor den Fragen, deren Antworten ich nicht kannte oder die größte Sorgen in mir auslösten. Insofern kommunizierte ich, hatte aber Angst vor der Art und Weise, wie mein Gegenüber auf das, was ich sagte, reagieren würde. Ich gab Gas und drückte gleichzeitig auf die Bremse – das IST seltsam.

Wenn Sie mit solch einem unbekannten und auf die eine oder andere Art und Weise ungewohnten oder auch seltsamen Verhalten der Patientin oder des Patienten konfrontiert werden, dann hilft es, einen anderen Blickwinkel auf die Situation einzunehmen, als man das gewöhnlicherweise tut. Üblicherweise beziehen wir seltsame oder ungewohnte Verhaltensmuster von uns vertrauten Personen gern auf uns oder das, was wir tun. Wir fragen uns: Was in mir löst ihr schroffes Verhalten aus? Was habe ich getan, dass er sich so zurückzieht? In solch einer Extremsituation sind es jedoch meistens die unausgesprochenen Ängste und Sorgen der Erkrankten, die solch ein Verhalten auslösen. Wenn es Ihnen gelingt, diese ungewohnten Verhaltensweisen bei der erkrankten Person zu belassen und nicht auf sich zu beziehen, sind Sie besser in der Lage, nicht mit Rückzug oder Vorwurf, sondern mit Verständnis darauf zu reagieren.

Unterstützung

Wird eine uns nahestehende Person schwer krank, haben wir den natürlichen Impuls, ihr zu helfen. Wenn wir uns nicht durch unsere Verunsicherung selbst ausbremsen, ergreifen wir dann meist eine Initiative, von der wir glauben, dass sie der erkrankten Person guttut. Wir rufen an, planen einen Besuch, schreiben einen Brief, schicken ein Geschenk oder Blumen, kochen eine Suppe oder tun andere Dinge, von denen wir annehmen, dass sie der Person in irgendeiner Form guttut. Das mag sein, das kann sein – muss es aber nicht.

An dieser Stelle kann ich Ihnen eine einfache Frage an die erkrankte Person empfehlen, die alle Missverständnisse aus dem Weg räumt: »Wie kann ich dich unterstützen?« oder »Was kann ich für dich tun?«. Es ist so einfach, und doch stellen nicht viele Menschen diese Frage.

Meine in Amerika lebende Freundin Annie rief mich sofort an, nachdem ich ihr von meiner Krankheit geschrieben hatte, und stellte mir genau diese Frage. Und ich antwortete: »Bitte schicke mir ganz viele Fotos mit schönen Florida-Vibes.« Und das tat sie. Über Wochen und Monate sendete sie mir fast täglich wunderschöne Fotos von meinem geliebten Strand, vom blauen Himmel, von Palmen und ihren süßen Hunden. Sie ließ mich teilhaben an den Outdooraktivitäten mit ihren Kindern und zauberte mir gute Energie in mein trostloses Krankenzimmer. Sie erzählte aus ihrem Leben und bebilderte die Nachrichten mit wunderbaren Fotos, die mich für einen Moment in eine andere Welt entführten und mich ablenkten. Ihre unermüdliche, freundschaftliche Treue, mit der sie mich beim Wort nahm und mich in dieser Zeit mit »Florida-Vibes« versorgte, rührte mich sehr und tat mir unendlich gut.

Jegliches Gefühl der Unsicherheit in Verbindung mit dem, wie man die erkrankte Person unterstützen kann, lässt sich durch die Frage: »Was kann ich für dich tun?« beseitigen. Und ich würde empfehlen, nicht die so gern formulierte Bemerkung: »Wenn ich irgendetwas für dich tun kann, lass es mich wissen« zu verwenden. Es macht für die angesprochene Person einen riesigen Unterschied, ob sie mit dieser etwas halbherzig wirkenden Bemerkung oder mit der sehr präzisen Frage: »Was kann ich für dich tun?« angesprochen wird. Bei letzterer Frage schwingt mit, dass die Hilfsbereitschaft der fragenden Person außer Diskussion steht und dass es nur darum geht, abzuklären, auf welche Art und Weise sie helfen wird. Bei der Bemerkung »Wenn ich irgendetwas für dich tun kann, lass es mich wissen« ist die Hilfe eine Möglichkeit, bei der nicht feststeht, ob sie wirklich eintreten wird. Diese Formulierung wirkt vergleichsweise schwammig und lässt die Initiative bei der erkrankten Person, die auf den Fragesteller mit einer Bitte zurückkommen muss. Die konkrete Frage: »Was kann ich für dich tun?« lässt der oder dem Erkrankten die Möglichkeit, direkt mit einem konkreten Wunsch darauf zu antworten. Letztendlich hilft diese einfache Antwort auf die Frage allen Beteiligten. Die Freunde oder Verwandten des Erkrankten wissen, womit sie wirklich helfen können, und der Patient hat die Chance, die Unterstützung zu erhalten, die er tatsächlich haben möchte. Diese allgemeine Frage ist aus meiner Sicht auch hilfreicher für den Erkrankten, als etwa zu fragen: »Magst du Besuch haben?« Oder: »Soll ich dir etwas kochen?« Diese Fragen beziehen sich auf das, was wir uns vorstellen, was dem Patienten oder der Patientin möglicherweise guttäte. Vielleicht hat er oder sie aber ganz andere Vorstellungen, die uns gar nicht in den Sinn kommen, und die generelle Frage: »Was kann ich für dich tun?« lässt der Person die Möglichkeit, etwas zu formulieren, woran wir möglicherweise gar nicht gedacht haben. Sollte auf diese generelle Frage keine Antwort kommen, kann man im zweiten Schritt Fragen nach konkreten Angeboten stellen und auf diese Weise eine Anregung für etwas geben, was dem Erkrankten möglicherweise eine Freude machen oder ihm helfen würde.

Beständigkeit

Schwer erkrankte Menschen müssen, um ihre Krankheit zu überwinden, meistens einen Marathon hinlegen. Der Heilungsweg ist in der Regel kein Sprint, sondern ein langer Lauf, der sehr viel Ausdauer erfordert. Häufig erfährt der oder die Erkrankte zu Beginn der Krankheit, kurz nachdem die Diagnose bekannt wurde, viel Zuwendung und auch Aufmerksamkeit. Nach einiger Zeit gerät die Aufmerksamkeit für die kranke Person im Stress des eigenen Alltags und der eigenen Sorgen oder Herausforderungen in den Hintergrund. Das ist menschlich und normal. Für die Kranken, die sich oft Wochen oder auch Monate geschwächt und durch unangenehme Therapien gequält durch den Krankheitsalltag kämpfen müssen, ist jede Form der liebevollen Aufmerksamkeit ein Kraftquell. Und die Menschen, die auch nach Wochen noch beständig im Leben des Kranken bleiben und ihm Aufmerksamkeit schenken, bieten eine zuverlässige Unterstützung. Als Erkrankte fühlt man sich vom normalen Leben ausgeschlossen, oft isoliert und auch emotional einsam mit seinen Sorgen und Ängsten. Wenn man in dieser Situation spürt, dass jemand aus dem eigenen Umfeld anwesend ist, der sich in seinem vollgepackten Alltag Zeit nimmt, um die kranke Person kontinuierlich zu unterstützen, hat das einen großen Wert. Es ist emotional bestärkend, auch weil man sich vom Leben der anderen nicht so ausgeschlossen fühlt.

Mein amerikanischer Freund Markus meldete sich über Monate jeden Morgen direkt, nachdem er aufgewacht war, bei mir. Entweder sendete er eine Sprach- oder Textnachricht, ein Video oder Fotos. Er erzählte mir, was in seinem Leben gerade los war, worüber er nachdachte, wie es seinem Hund ging oder was er erlebt hatte. Da er ein Frühaufsteher ist, trudelten die Lebenszeichen aus dem warmen und hellen Staat Florida jeden Mittag gegen zwölf Uhr bei mir ein. Ich freute mich jeden Morgen schon auf sie, auch wenn ich manchmal zu schwach war, um sie gleich zu beantworten. Und auch wenn Markus manchmal Tage nichts von mir hörte, meldete er sich jeden Tag. Diese zuverlässige Treue, mit der er an mich dachte und mir immer etwas Licht in mein trauriges Krankenzimmer zauberte, unterstützte mich emotional sehr. Meine liebe Schwiegermutter sendete mir treu jeden Tag aufmunternde Nachrichten mit Einsatz großartiger Emojis, und auch meine Schwester schickte mir verlässlich jeden Tag gute und liebevolle Energie in mein Krankenzimmer.

Ich weiß, dass ich mich nicht prompt auf jede Nachricht, die mich erreichte, zurückmeldete. Oft fühlte ich mich zu schwach, um zu antworten. Der natürliche Reflex des Absenders einer Nachricht, die nicht beantwortet wird, ist sich zurückzuziehen, da man nicht aufdringlich erscheinen möchte. Aus meiner Erfahrung kann ich nur berichten, dass ich, auch wenn ich Nachrichten nicht beantwortete, die andere Person keineswegs als aufdringlich empfand, wenn sie noch einmal schrieb. Ich freute mich über jede unterstützende Anteilnahme, doch manchmal war ich so im dunklen Tunnel gefangen, dass ich nicht antworten konnte. Ich kann Sie also nur ermuntern, erkrankten Freunden oder Verwandten weiterhin Zeichen der Unterstützung zu senden, auch wenn sie nicht antworten sollten. Schwer Erkrankte »funktionieren« nicht, wie Sie es üblicherweise vielleicht gewohnt waren, auch dies hat in der Regel nichts mit Ihnen oder Ihrer Nachricht, sondern mit dem Zustand der erkrankten Person zu tun. In den vielen Phasen einer Erkrankung und deren Therapie kann es durchaus sein, dass der Erkrankte in einem Moment zu schwach für ein Gespräch ist, sich aber dennoch über ermunternde Lebenszeichen von Ihnen freut, und in einem anderen Moment tatsächlich gern ein Gespräch führen würde. Ziehen Sie sich nach einem abgelehnten Angebot, etwa eines Telefonats, zurück, so wird der Patient mit geringerer Wahrscheinlichkeit auf Sie zugehen, als wenn Sie sich trotzdem weiterhin melden.

Natürlich hat man nicht mit jeder erkrankten Person ein so enges Verhältnis, dass man ihr jeden Tag schreiben würde. Dennoch haben sich für mich unerwarteterweise während meiner Krankheitsphase tatsächlich Freundschaften regelrecht entwickelt oder auch intensiviert durch den Beistand, den diese Personen mir überraschenderweise boten, obwohl wir uns vor meiner Krankheit zwar sympathisch, aber eigentlich gar nicht so eng befreundet gewesen waren. So schrieb mir Anke auch in beständiger Treue während meines gesamten Klinikaufenthalts die bezauberndsten, einfühlsamsten Nachrichten, obwohl wir uns vorher relativ oberflächlich kannten. Sie erzählte in ihren Nachrichten so amüsant und unterhaltsam aus ihrem Alltag, dass auch sie mir mit ihren Texten und Fotos half, für einige Momente meine Schmerzen und Sorgen zu vergessen. Aufrichtige und beständige Anteilnahme in einer solchen Ausnahmesituation zu spüren, hilft, seinen emotionalen Energiehaushalt immer wieder ein kleines Stückchen aufzuladen.

Sensibilität

Menschen, die schwer erkranken, sind von einem Moment zum anderen mit großen Sorgen, belastenden Ängsten und sehr viel Unsicherheit konfrontiert. Ihre innere Balance ist dadurch gewöhnlicherweise fragil. Wenn man sie unterstützen möchte, sollte man sensibel darauf achten, ihre Ängste und Sorgen nicht weiter zu verstärken. Impulsive oder emotionale Reaktionen im Hinblick auf ihre Krankheit sollte man vermeiden. Na klar, sollte man das, denken Sie sicherlich, denn das ist gewissermaßen eine Selbstverständlichkeit. Dennoch hatte ich im Verlauf meiner Krankheit und auch danach mit manch unsensiblen Reaktionen zu kämpfen – nicht, weil die Personen bösartig oder gleichgültig waren, sondern einfach aus Unbedachtheit, wie ich vermute.

Ein Freund fragte mich, nachdem ich ihm von meiner Diagnose berichtet hatte, wie groß der Tumor sei. Ich antwortete wahrheitsgemäß, und es brach aus ihm heraus: »Das ist ja riesig!« Mein Herz begann zu rasen, und ich spürte Panik in mir aufsteigen. Weitere Fragen wollte ich nicht mehr beantworten, und ich beendete das Gespräch rasch. Ich weiß, dass seine Reaktion eine emotionale war, und nahm sie ihm auch nicht übel. Ich spürte nur, dass ich mich vor solchen Reaktionen schützen musste, und das führte zu einem stärkeren Rückzugsverhalten auf meiner Seite.

Nachdem es mir im Frühjahr wieder deutlich besser ging, traf ich auf einer Veranstaltung einen alten Bekannten. Ich fragte ihn, wie es ihm ging. Er erzählte mir ausführlich, wie anstrengend sein Berufsleben sei, und er zählte mir detailliert seine anstehenden Termine auf. Nachdem er das alles losgeworden war, blickte er mich zum ersten Mal richtig an und fragte mich, wie es mir ginge. Die Art, wie er fragte, ließ erkennen, dass er von meiner Erkrankung wusste. Ich erzählte, dass es mir wieder gut ginge und ich froh sei, meinen Alltag wieder aufnehmen zu können. Nach wenigen Sätzen unterbrach er mich und fragte: »Und wie ist die Prognose?« Bumms, das saß. Ich versuchte, Positives zu berichten, und er wollte mich festnageln auf das, was mir Angst machte. Seine Frage empfand ich als sehr unsensibel. Es war nicht so, dass wir uns ausführlich über meine Krankheit unterhalten hätten und ich ihm etwas erzählte hätte, was natürlicherweise zu dieser Frage geführt hätte. Ich strahlte mit meinen Worten klar aus: Mir geht es gut, ich bin auf einem guten Weg, und dann stellte er diese Frage, die die tiefsten Ängste in mir wachrüttelte. Auch er meinte es sicher nicht böse, dennoch lag mein Interesse an einem Gespräch mit ihm nach der Frage bei null.

Ähnliche Unsicherheiten schürten Fragen wie: »Die Nebenwirkungen der Therapie gehen aber doch weg, oder?« *Um Himmels willen*, denke ich dann, *ich weiß doch selbst nicht, ob sie verschwinden werden. Ich mache das hier auch zum ersten Mal und habe keine Ahnung und selbst Angst, wie alles weitergehen soll. Warum stellst du mir diese Frage?* Natürlich wird auch diese Frage nicht aus Bosheit gestellt, sondern aus Unbedarftheit oder aus einem Impuls heraus, dennoch tut sie nicht gut. Ebenso wenig wie die Aussage einer Bekannten, die eine Woche vor meiner Operation meinte: »Ich könnte es nicht aushalten, so lange bis zur OP zu warten, ich hätte Angst, dass der Tumor streut.«

Es gab während meines Krankenhausaufenthalts eine Schwester, die mir von einem gesundheitlichen Problem erzählte, das sie hatte, und weshalb sie schon viele Ärzte aufgesucht hätte. Nachdem sie mir ihre Problematik geschildert hatte, blickte sie mich an und meinte: »Na ja, das ist ja nichts gegen das, was Sie haben.« Diesen Satz habe ich im Verlauf meiner Erkrankung noch manches Mal gehört. Ich weiß, dass dieser Satz so oder auch in Variationen formuliert, Respekt vor meiner Krankheit ausdrücken soll, dennoch fühlt er sich nicht gut an, denn was bei mir ankommt, ist: »Du hast wirklich etwas sehr Schlimmes.« Als Patientin weiß man das, und es tut nicht gut, das, mitfühlend oder auch nicht, gespiegelt zu bekommen. Man möchte nicht ständig vor Augen geführt bekommen, dass man im Ranking um die schlimmste Diagnose recht weit oben steht.

Sie müssen sich vorstellen, dass eine schwer erkrankte Person ständig um Balance bemüht ist und versucht, die inneren Dämonen, die die lebensbedrohliche Krankheit heraufbeschwören, im Zaum zu halten. Jede unsensible Bemerkung kann das Aufflackern der Dämonen triggern. Man muss nicht auf rohen Eiern laufen, man sollte aber eigene, heftige emotionale Reaktionen vermeiden. Um zu verhindern, dass man bei der erkrankten Person Ängste oder Sorgen triggert, sollte man das aufgreifen, was die oder der Erkrankte ausstrahlt und berichtet. Wenn sie oder er signalisiert, dass es ihr oder ihm gut geht und dass die Genesung voranschreitet, sollte man positiv darauf eingehen und nicht – im wahrsten Sinne des Wortes – den Finger in die Wunde legen. Als bereits innerlich stark verunsicherter kranker Mensch möchte man sich stärker als üblicherweise mit seinem Gesprächspartner sicher fühlen. Ein Mensch, der nur bei sich ist, primär sendet, schlecht zuhört und nicht mitbekommt oder auch nicht respektiert, was die erkrankte Person aussendet, verunsichert. Selbstverständlich kann man eine Frage etwa nach der Prognose stellen, wenn die oder der Erkrankte von sich aus darüber berichtet. Dann passt es, wenn man sensibel darauf eingeht. Die erkrankte Person sollte die Führung darüber behalten dürfen, über welche Aspekte der Krankheit sie reden möchte oder eben auch nicht. Lässt man diese Sensibilität walten, so können Gespräche für die Erkrankten eine heilsame Funktion haben.

Vertrauen befördern

Als schwer erkrankte Person ist man bedürftig – bedürftig nach emotionalem Halt und Unterstützung durch die Menschen, die einem nahestehen. Man fühlt sich so verängstigt und verunsichert, dass man sich von seinen Nächsten einfach nur Halt und Stärkung wünscht. Weil man selbst so intensiv mit seinen Ängsten und Sorgen ringt, wünscht man sich, von seinen Liebsten gestützt zu werden. Man möchte mit Energie aufgeladen werden und eben nicht, wie im vorhergehenden Kapitel beschrieben, durch Gespräche in seinen Ängsten bestärkt werden.

Meine Freundin Alexandra war als emotionale Stütze zuverlässig an meiner Seite. Sie ermunterte mich immer wieder, positiv zu denken und mich auf meine innere Kraft zu besinnen. Es tat mir gut, von ihr immer wieder daran erinnert zu werden, da ich mich sonst vom Strudel der Sorgen leicht hätte mitreißen lassen. Wenn wir telefonierten, war ihre Stimme stets ruhig und kraftvoll, sie war empathisch, ließ sich aber nicht von meinen Ängsten anstecken, sondern beförderte durch ihre Art immer wieder aufs Neue mein Vertrauen in mich und in die ganze Situation. Die Gespräche mit ihr waren für mich immer wie eine emotionale Ladestation, mir ging es nach den Gesprächen durch ihre aufmunternd bestärkende Art immer besser als vorher.

Ganz wesentlich hat auch Mathias zu meinem Vertrauen in einen positiven Krankheitsverlauf beigetragen. Er hat sich detailliert mit den Ärzten und Therapien auseinandergesetzt und mir immer wieder vermittelt, dass ich geheilt sein werde. Es war wichtig für mich, auch das immer wieder von jemandem zu hören, der sich intensiv mit den medizinischen Aspekten meiner Erkrankung auseinandergesetzt hatte.

Meine Söhne wurden nicht müde, mich an meine mentale Stärke zu erinnern. Sie haben mich darauf hingewiesen, was ich ihnen in Zeiten geraten habe, in denen sie belastet waren. Es war sehr erhellend, meine eigenen Worte, die ich in früheren Zeiten an sie gerichtet hatte, von ihnen an mich adressiert zu hören. Man selbst fühlt sich als Patient so unendlich schwach, deshalb ist es wichtig, immer wieder von außen an seine inneren Kräfte erinnert zu werden. Sowohl an seine mentalen als auch an seine körperlichen Kräfte. Wenn meine Familie an den Wochenenden kam, hat sie mich auf kleine Spaziergänge an die frische Luft begleitet und mich immer motiviert, ein kleines Stückchen weiterzugehen, als ich eigentlich wollte. Allein die Vorbereitung, das Anziehen der dicken Winterklamotten, kostete mich viel Kraft und Zeit, sodass ich schon fast erschöpft war, bevor es überhaupt losging. Auf dem Außengelände der Klinik von meiner Station aus mit dem Fahrstuhl angekommen, musste ich mich über den Rollsplitt gegen die Rutschgefahr auf dem glatten Boden mit meinem Medikamentenständer durch die Kälte kämpfen. Manchmal wollte ich schon nach wenigen Schritten umkehren, so schwach fühlte ich mich. Meine Familie stützte mich und bestärkte mich darin, dass ich noch einige Schritte mehr schaffen würde. Auch wenn man als Patient immer selbst die Grenzen der eigenen Kräfte einschätzen muss, hilft es, auf solch eine Weise bestärkt zu werden und dadurch die Motivation zu finden, sein Kraftreservoir tatsächlich vollständig auszuschöpfen und nicht schon kurz vorher aufzugeben. Es hat sich immer gut für mich angefühlt, wenn ich ein paar Meter weitergelaufen war, als ich es eigentlich vorgehabt hatte.

Ich erinnere mich an einen trüben Novembersonntag, an dem mein ältester Sohn mich im Krankenhaus besuchte. Ich fühlte mich schlapp und elend, war den Tränen nahe und hatte keine Energie für irgendetwas. Mein Sohn motivierte mich, mit ihm gemeinsam einen Film anzusehen. Ich hatte in der gesamten Klinikzeit noch nicht einen Film gesehen und verspürte auch überhaupt keine Lust darauf. Da mein Sohn sich aber in meinem trüben Zimmer den Sonntag um die Ohren schlug, dachte ich, es sei nett für ihn, wenigstens ein bisschen Ablenkung zu haben. Ich wählte relativ lustlos »Mamma Mia« mit Meryl Streep aus. Zu meiner Überraschung belebten mich die schönen Filmbilder aus dem sommerlichen Griechenland, die Musik, die Protagonisten und die leichte Geschichte. Für einen kurzen Moment gelang es mir, meine Sorgen und meine Schmerzen zu vergessen. Hätte mein Sohn nicht sanft insistiert, hätte ich nicht die Motivation gehabt, mich auf diese wohltuende Ablenkung einzulassen.

Als naher Verwandter oder Freund einer schwer erkrankten Person hat man aus meiner Sicht eine entscheidende Funktion: Die Person emotional zu bestärken und ihr Vertrauen in sich und ihren Krankheitsverlauf zu fördern. Natürlich sollte man nicht Dinge sagen, die möglicherweise nicht stimmen mit dem Ziel, das Vertrauen der Erkrankten zu befördern. Man kann sich aber auf die positiven Dinge stützen, die man weiß. Vor allem aber kann man immer wieder an die innere Kraft der Person appellieren und an ihr Vertrauen in sich selbst. Als Erkrankte hat man die Tendenz, sich in seinen Ängsten zu verlieren, und es tut gut und ist hilfreich, immer wieder von außen an die eigenen Ressourcen erinnert zu werden.

Mit den eigenen schwierigen Gefühlen umgehen

Als jemand, der einer schwer erkrankten Person nahesteht, der sie schätzt, sie möglicherweise liebt, ist man belastet. Man macht sich Sorgen, man hat Ängste, man ist jedoch nicht nur emotional belastet, sondern je nachdem, welche Beziehung man zur erkrankten Person hat, einfach auch praktisch mit dem gefordert, was für sie zu tun ist: die Besuche im Krankenhaus, die Begleitung bei Arztterminen, die Auseinandersetzung mit der Krankenkasse und vieles mehr, was zusätzlich zu den normalen Aufgaben des Alltags anfällt und was für die erkrankte Person erledigt werden muss.

Ich habe es sehr bewundert und unendlich geschätzt, dass meine Familie sich vor mir nicht einmal ihre Traurigkeit, Sorgen oder Ängste hat anmerken lassen. Ich habe keinen von ihnen in dieser Zeit weinen sehen, auch haben sie sich mir gegenüber nicht überfordert gezeigt. Sie waren alle immer stark und aufmunternd und haben mich nichts von ihren Belastungen spüren lassen. Ich konnte mich immer an sie anlehnen. Offensichtlich haben sie ihre Sorgen untereinander besprochen, mich haben sie davon nichts spüren lassen. Das ist außergewöhnlich und war sehr entlastend für mich. Zu meinen eigenen Sorgen habe ich nicht die der anderen aufgebürdet bekommen.

Ich habe auch von anderen Erfahrungen gehört, von einer Bekannten etwa, die sich schwer krank mit Krebs einer Chemotherapie unterziehen musste, während die erwachsene Tochter bei jedem Besuch weinend an ihrem Bett saß und von der geschwächten Mutter getröstet werden musste. Traurige und verzweifelte Reaktionen der Verwandten und nahen Freunde sind verständlich, nachvollziehbar und in gewisser Weise auch angemessen, nur sollte die erkrankte Person nicht damit belastet werden. Jegliche zusätzliche Belastungen sollten von ihr ferngehalten werden. Das heißt, die ihr nahestehenden Menschen müssen die schwierigen Gefühle, Gedanken und Sorgen mit sich selbst oder anderen Personen ausmachen.

Vor Kurzem kam ich mit einem Taxifahrer ins Gespräch. Er erzählte mir, dass seine Frau Krebs hätte, und berichtete, wie er sich morgens um die drei Kinder kümmere, sie für die Schule fertig mache und hinbringe, seinen Job erledige und irgendwann zwischendurch eine Runde spazieren gehen würde, um zu weinen. Dann würde er alle Gefühle rauslassen und käme befreit und wieder gestärkt nach Hause. Er wolle für seine Frau und die Kinder stark sein, aber irgendwo und irgendwann müsse er seine Gefühle rauslassen. Für ihn war die Lösung, allein spazieren zu gehen und seinen Tränen freien Lauf zu lassen. Ich war beeindruckt, wie geordnet er das alles berichtete und welche Lösung er für sich gefunden hatte, mit seinen schwierigen Gefühlen umzugehen, ohne seine Frau und Kinder damit zu belasten.

Spazieren zu gehen und allein zu weinen, mag nicht für jeden die geeignete Lösung sein. Es ist wichtig, nach der passenden Lösung zu suchen, um mit seinen belastenden Gefühlen umzugehen und ein Ventil für sie zu finden. Für viele sind Gespräche mit anderen Familienmitgliedern oder Freunden entlastend. Es tut den meisten Menschen gut, sich mit Vertrauten über ihre Sorgen und Ängste auszutauschen. Es kann auch sinnvoll sein, sich in solch einer belastenden Situation, die auch das eigene Leben völlig auf den Kopf stellt, professionelle Hilfe zu holen, etwa durch eine Therapeutin oder einen Coach. Ansonsten sollte man auch als belasteter Partner, Verwandter oder Freund gut für sich sorgen und darauf achten, dass man etwa durch Sport, Meditation oder eben Dinge, die einem guttun, wie Tanzen, Malen oder Musizieren seine emotionale und körperliche Balance aufrechterhält. Sicherlich ist das Zeitbudget für solche Aktivitäten in den besonders belasteten Zeiten sehr knapp. Zumindest einen Moment am Tag sollte man sich in solchen Zeiten gönnen, um einmal an der frischen Luft tief durchzuatmen oder was auch immer zu tun, um Kraft zu tanken. Denn auch der erkrankten Person ist nur gedient, wenn man als Begleiter in seiner Kraft bleibt, deshalb muss man auch gut für sich selbst sorgen.

Erfahrungen während meines Krankenhausaufenthalts, die mir guttaten

Ich habe während meines Krankenhausaufenthalts fast ausschließlich positive Erfahrungen im Umgang mit Pflegepersonal, medizinischen Assistentinnen, Schwestern, Ärztinnen und Ärzten gehabt.

Die Erlebnisse der Pflege auf der Krankenstation waren durchweg positiv. Die Schwestern und Pfleger, Praktikantinnen und Schülerinnen waren freundlich, mitdenkend und empathisch. Aufgrund der vielen Wochen, die ich dort verbracht habe, etablierte sich zu den meisten Personen ein vertrautes Verhältnis. Im Folgenden möchte ich Verhaltensweisen beschreiben, die ich in dieser Zeit als besonders hilfreich empfunden habe.

Empathie, die man in den Augen erkennen kann

In unserem Zeitalter der künstlichen Intelligenz und zunehmenden Automatisierung aller Bereiche unseres Lebens konnte ich während meines Krankenhausaufenthalts den enormen Wert von Empathie deutlich spüren. Kein Automat oder Roboter kann den mitfühlenden Blick einer Schwester oder eines Pflegers ersetzen. Eine Schwester muss gar nichts sagen, wenn man in ihren Augen erkennt, wie sie mitfühlt, ist das bereits tröstlich.

Schwester Nina, die etwa in meinem Alter war, nahm sich trotz der Hektik auf ihrer Station immer einen Moment Zeit für mich und blickte mich mit ihren lieben Augen an. Sie erreichte mich immer mit ihrer Einfühlsamkeit. Wenn sie erkannte, dass ich niedergeschlagen oder hoffnungslos erschien, sagte sie mir immer wieder aufs Neue, dass ich Geduld mit mir haben solle, und erinnerte mich daran, dass ich einen Schritt nach dem anderen gehen müsse. Wenn es auf irgendeine Weise voranging mit meinem Heilungsprozess, lobte sie meine kleinen Fortschritte. Ich hatte den Eindruck, dass sie von Herzen Anteil an meiner Erkrankung und meinem Krankheitsverlauf nahm. Ihre mitfühlende Art brachte immer etwas Wärme in mein Krankenzimmer, und ich spürte, wie sie sich von Herzen für mich freute, wenn meine Söhne zu Besuch kamen oder es gute medizinische Neuigkeiten gab. Genauso fühlte sie mit mir und machte mir Mut, wenn es Komplikationen gab oder nicht voranging. Sie erledigte ihre Aufgaben professionell, mitdenkend und geschickt. Das besondere Geschenk lag jedoch in ihrem herzlichen und liebevollen Wesen. Durch ihre mitfühlende Art schaffte sie es immer, eine Verbindung zu mir aufzubauen. Ich fühlte mich gesehen und für einige Momente weniger allein.

Den Patienten tatsächlich zu sehen und nicht nur anzusehen, sondern sich einzufühlen in seinen aktuellen Zustand, das ist die

Kunst, durch die er sich nicht nur medizinisch, sondern auch emotional betreut fühlt. Manche Menschen, wie Schwester Nina, haben ein Naturtalent dafür und fühlen sich intuitiv in andere Menschen ein. Ich denke, die meisten Personen in pflegenden Berufen besitzen dieses Gespür und auch den Willen dazu, sich in die Patienten einzufühlen, um ihnen wohltuend begegnen zu können. Es mag nur sein, dass der Klinikalltag manchmal so hektisch ist, dass man sich nicht den kleinen Moment Zeit nimmt, um dem Patienten tatsächlich zu begegnen. Wenn man sich diesen Moment nehmen kann, um zu erspüren, wie die Stimmung des Patienten gerade ist, kann man den großen Unterschied in der Betreuung machen, der ihn dann eben auch emotional auffängt, denn dann kann man ihn erreichen – etwa mit einem Blick oder indem man tröstend seine Hand nimmt, ein aufmunterndes Wort sagt, ihn ermunternd anlächelt oder an seine Fortschritte erinnert. Erfasst man den Gemütszustand des Patienten, so kann man angemessen darauf reagieren und eine emotionale Verbindung etablieren. Dazu jedoch muss man sich den Moment Zeit nehmen und ihn oder sie erfassen.

So handelte Schwester Eva, als sie während der Lungenpunktion meine Angst spürte und sich wie ein Bodyguard vor mich stellte und meine Hand hielt. Wie unendlich dankbar war ich in diesem Moment für ihr mitfühlendes Handeln. Schwester Britta tröstete mich, wenn ich nachts nicht schlafen konnte, weil ich nicht wusste, wie ich mit meinen Drainagen am Rücken liegen sollte, und dann fragte sie mich, ob sie mir den Rücken mit einer Salbe einreiben sollte. Auch wenn die Salbe nicht wirklich half, tat es so gut in diesen einsamen Nachtstunden, ihr Mitfühlen und ihre Hilfsbereitschaft zu spüren. Ich hoffte immer, dass sie Nachtdienst haben würde, denn sie bot zuverlässig Hilfe an und fand stets aufmunternde Worte.

Dies waren nur einige wenige der unzähligen Beispiele, in denen sich jemand aus der stationären Pflege in mich einfühlte und mir durch Worte, Gesten oder Taten Gutes schenkte.

Ein Moment, an dem mir, und ich kann mir vorstellen auch anderen Patienten in vergleichbaren Situationen, eine freundliche Geste oder eine zugewandte Bemerkung gutgetan hätten, war der Moment, an dem ich ein MRT in der Klinik machte, um meine Diagnose zu verifizieren. Ich ging voller Angst in dieses MRT, und auch der zu dem Zeitpunkt tätigen Assistentin musste bewusst sein, dass es sich hier um eine massive Erkrankung mit existenziellen Konsequenzen handelte. Die Einsamkeit und Angst, die man in solchen Momenten fühlt, sind schwer zu beschreiben. Diese Assistentin verrichtete ihre Arbeit und kommunizierte das Notwendigste mit mir auf eine sehr nüchterne und nicht empathische Art. Ich möchte gar nicht sagen, dass sie unfreundlich war, denn ich habe sie noch einige Male während meines Klinikaufenthalts in derselben Art erlebt, sie war einfach von ihrer Persönlichkeitsstruktur wenig warm und mitfühlend. Ich denke, dass an so einer Schlüsselstelle der Diagnostik, in der unzählige Patienten täglich schreckliche Diagnosen erhalten, die Mitmenschlichkeit, Empathie und Wärme höher angesiedelt sein sollten. Es braucht nicht viel – ein Lächeln, ein freundliches Wort, das der Patientin oder dem Patienten das Gefühl gibt, nicht ganz so mutterseelenallein zu sein. Anders verhielt sich die freundliche MRT-Assistentin mit den vielen Tattoos, die mich immer freundlich begrüßte, wenn ich während der Klinikzeit ein MRT machen musste, und die mir zeigte, dass sie mich wiedererkannte und Anteil daran nahm, dass ich so viele MRT-Untersuchungen machen musste. Ihre freundliche Art der Kontaktaufnahme und des Umgangs machte das Warten in dem trostlosen Warteraum immer ein bisschen heller und leichter. Es war das Gefühl der persönlichen Verbindung, das diese Mitarbeiterin herstellte, wodurch ich mich immer etwas weniger einsam fühlte. Das Gefühl, erkannt und persönlich begrüßt zu werden, war in diesen angstbesetzten Momenten immer wohltuend. Es sind kleine Gesten, wie die Patientin mit dem Namen anzusprechen und eine persönliche Bemerkung zu machen, die nicht viel Zeit kosten, die in der Kommunikation jedoch einen riesigen Unterschied machen. Wenn man das Gefühl hat, nicht als die anonyme Patientin XY, sondern als Mensch wahrgenommen und angesprochen zu werden, hilft es, diese unangenehmen Momente besser zu überstehen. Und so fühlte es sich eben wenig verbunden und entsprechend unpersönlich an, wenn etwa der eine diensthabende Arzt bei der CT- oder MRT-Aufnahme, der mich schon unzählige Male gesehen und aufgeklärt hatte, behandelte, als ob er mich das erste Mal sehen würde. Sein Kollege hingegen begrüßte mich immer mit Namen, einem Lächeln und einer persönlichen Bemerkung, selbstverständlich machte das die ganze Situation angenehmer für mich. Gerade in der MRT- oder CT-Diagnostik, bei der die betreuenden Ärzte und Assistenten die Patientin möglicherweise nur einmal sehen und deshalb vielleicht denken mögen, es sei nicht wichtig, eine persönliche Beziehung zu etablieren, ist es so wohltuend, als Mensch wahrgenommen und mit persönlichen Worten bedacht zu werden. Diese Untersuchungssituationen sind oft so angstbesetzt, dass man als Patientin extrem empfänglich für empathische Zuwendung ist, auch wenn man den Arzt oder die MRT-Assistentin vielleicht nie wiedersieht.

Die menschliche Zuwendung, die dazu führt, dass der Klinikalltag als weniger einsam und stärker in menschliche Beziehungen eingebettet empfunden wird, spielt eine so entscheidende Rolle für das Wohlergehen der Patienten und somit auch für deren Heilungsprozess. Es liegt so viel wohltuendes Potenzial in einem empathischen, Verbindung stiftenden Verhalten des Pflegepersonals und der Ärzte; durch ihre Art des Patientenumgangs können sie so viel Heilsames bewirken.

Eingehen auf die Patientin oder den Patienten

Als Patientin oder Patient erlebt man täglich den Stress, den die Mitarbeitenden in der Pflege und auch die Ärztinnen und Ärzte im Klinikalltag erleben. Für mich ist jede und jeder, die oder der sich für die Gesundheit von Patienten einsetzt und Verantwortung für deren Wohlergehen und in bestimmten Situationen auch für deren Leben übernimmt, eine Heldin und ein Held. Meine Bewunderung für den Einsatz all dieser in der Klinikverantwortung arbeitenden Menschen ist grenzenlos.

Manchen Pflegemitarbeiterinnen und manchen Ärzten gelingt es in diesem anstrengenden Klinikalltag besser als anderen, auf die Patientinnen einzugehen, sodass sie sich in ihren Sorgen und Fragen wahrgenommen fühlen. Die meisten Ärzte machen den Eindruck, dass sie sehr abgehetzt sind. Das ist nachvollziehbar, denn sie haben eine enorme Verantwortung und stehen unter großem Druck, um alles, was ansteht, abzuarbeiten. Bei solchen Ärzten wagt man sich als Patient, kaum Fragen zu stellen, geschweige denn Sorgen zu artikulieren. Manchen medizinischen Fachkräften gelingt jedoch das Kunststück, trotz der enormen Arbeitsbelastung auf die Patienten einzugehen, ihnen zuzuhören, sie wahrzunehmen, sodass sie es wagen, sich zu öffnen, Fragen zu stellen und Sorgen zu artikulieren. Wenn Patienten derart betreut werden, bedeutet das eine immense Erleichterung – sich von seinen betreuenden Ärzten gesehen und gehört zu fühlen und sich in seinen Sorgen ernst genommen zu fühlen, trägt aus meiner Sicht positiv zum Heilungsprozess bei. So war es bei meinem betreuenden Stationsarzt, als er mich an einem Morgen wenige Zeit nach meinem Einchecken auf seiner Station fragte, wie es mir ging, und ich antwortete, nicht so großartig, da ich schlecht geschlafen hätte. Er hätte darüber hinweggehen können oder mich fragen können, ob ich eine Schlaftablette haben wolle, aber stattdessen ging er auf mich ein und fragte, weshalb ich schlecht geschlafen hätte. Und dann erzählte ich ihm, dass ich in meinem geschwächten Zustand Angst vor einer Covid-Infektion haben würde. Auch hier hätte er das Gespräch beenden können oder abwiegelnd sagen können, ich solle mir nicht Sorgen machen, stattdessen ging er weiter auf mich ein und fragte mich, ob es mich beruhigen würde, wenn das Personal, das in mein Zimmer käme, Masken tragen würde. Ich war so positiv überrascht von seiner Reaktion, niemals hätte ich gedacht, dass er so auf meine Sorgen eingehen würde und mir solch einen hilfreichen Vorschlag machen würde. Und tatsächlich setzte er durch, dass jeder, der in mein Zimmer ging, vorher eine Atemschutzmaske aufsetzte. Damit trug er sehr zu meinem weiteren Wohlergehen bei. Ich war beruhigt, konnte wieder besser schlafen und steckte mich in meinem geschwächten Zustand nicht mit Covid an. All diese positiven Effekte hinsichtlich meines Heilungsverlaufs wurden ausgelöst durch sein Eingehen auf mich und meine Sorgen. Hätte er nicht gefragt, weshalb ich schlecht geschlafen hatte, hätte ich diese Sorgen nie artikuliert. Dieser Arzt gab mir nie das Gefühl, dass meine Sorgen nervig oder überflüssig sind, immer ging er auf sie ein und schaffte es, mich durch sein Eingehen auf das, was ich kommunizierte, zu beruhigen. Er war tatsächlich in dieser dunklen Zeit eine Kraftquelle für mich, und es war unendlich entlastend, zu wissen, dass es da einen Arzt gab, mit dem ich meine medizinischen Sorgen und Fragen teilen konnte und der immer darauf einging, mich trotz seiner Arbeitsbelastung nie abwimmelte oder vergaß. Manchmal kam er erst am Abend kurz vor seinem Dienstende in mein Zimmer, er hielt jedoch immer Wort, wenn er versprach, mich später noch einmal aufzusuchen. Diese Verlässlichkeit schätzte ich sehr.

Auch meine Onkologin hatte immer ein offenes Ohr für meine Fragen und gab stets Antworten, die mir weiterhalfen. Was ich ihr hoch anrechnete, war, dass sie, auch nachdem ich nicht mehr auf ihrer Station war, weiterhin für mich ansprechbar blieb. Als ich einmal besonders verzweifelt war und sie anschrieb, weil die Übelkeit schlimmer und nicht besser wurde, besuchte sie mich auf der chirurgischen Station und ging auf meine Sorgen ein und suchte nach Lösungen. In solchen Momenten fühlt man sich auch in einem riesigen Klinikbetrieb von seiner Ärztin als Mensch gesehen und nicht behandelt wie ein Fall, für den sie nicht mehr zuständig ist, weil er auf eine andere Station gewechselt ist. Auch nach meiner Klinikentlassung war sie sich nicht zu schade, mir auf meine Frage zu antworten, wann für mich nach dem Verlust meiner Haare wieder der Zeitpunkt gekommen wäre, an dem es meinem Körper zumutbar wäre, meine Haare zu strähnen. Ärztinnen und Ärzte wie diese sind es, die mir immer wieder aus dunklen Sorgen-Momenten herausgeholfen haben, indem sie mich nicht abgewimmelt oder vertröstet haben, sondern auf mich eingingen.

In meinem chirurgischen Aufklärungsgespräch vor meiner ersten Operation klärten mich die beiden federführenden Chirurgen über die OP und mögliche Komplikationen auf. Wie man sich vorstellen kann, ging ich mit Angst im Bauch in dieses Gespräch. Am liebsten hätte ich das Gespräch gar nicht geführt, von den belastenden möglichen Horrorszenarien, die eintreten könnten, wollte ich am liebsten nichts hören. Dennoch schafften es die Ärzte, mein Vertrauen in sie und die Operation in diesem Gespräch zu stärken. Beides sind hochbeschäftigte Chirurgen, die meine Fragen nicht nur eingehend beantworteten, sondern von mir wissen wollten, bevor sie das Gespräch beendeten, ob ich noch weitere Fragen hätte. Ich hatte keine mehr, fühlte mich aber durch die ausführlichen Antworten, mit denen sie auf meine Fragen eingingen und diese abschließende Frage, mit der sie sicherstellen wollten, dass mein Informationsbedarf tatsächlich gedeckt war, wahr- und ernst genommen. Dies sind Empfindungen, die Vertrauen erzeugen. Eine immens wichtige Voraussetzung, die hilft, sich bei einer solchen OP im wahrsten Sinne des Wortes in die Hände der Chirurgen zu begeben.

Hilfsbereitschaft

Hilfsbereitschaft ist eine wunderbare Eigenschaft. Sie kann darin bestehen, dass jemand, den man um Hilfe bittet, diese Hilfe offeriert, oder sie kann darin bestehen, dass jemand unaufgefordert Hilfe anbietet, wenn er die Vermutung hat, die angesprochene Person könnte diese benötigen. Beide Varianten sind hilfreich, die zweite wird sicherlich in der Mehrheit als wohltuender empfunden, da sie unerwartet und ohne Aufforderung dargeboten wird. Ich war positiv überrascht, wie oft mir Mitarbeiterinnen in der Pflege unaufgefordert Hilfe angeboten haben.

So fragte die Praktikantin Marie mich immer, ob ich noch etwas bräuchte, bevor sie das Zimmer verließ. Manchmal hatte ich einen Wunsch – etwa einen frischen Kamillentee, den ich mir noch nicht selbst holen konnte, weil der Weg zur Teestation noch zu weit für mich war –, den ich ohne ihre Frage nicht geäußert hätte. Auch wenn ich keinen Wunsch hatte, freute ich mich immer über die hilfsbereite Art, mit der sie versuchte, mir Gutes zu tun. Schwester Nesrin bot unaufgefordert an, mit einer Kollegin mein Zimmer aufzuräumen. Weil ich mich selbst noch nicht gut bewegen konnte und auch mit meinem Medikamentenständer Dinge nicht tragen konnte, war das eine große Hilfe für mich. Ich wäre aber nie auf die Idee gekommen, jemanden von der Station darum zu bitten.

Schwester Nesrin machte sich auch Gedanken um mich, weil ich so wenig aß und mir so übel war. So brachte sie mir eines Tages überraschenderweise das türkische Jogurtgetränk Ayran mit. Es schmeckte mir tatsächlich und rief keinen Ekel hervor, und ich konnte kleine Mengen davon trinken, die auch ein gewisses Sättigungsgefühl hervorriefen. Was ich auch besonders schätzte, war das Angebot der Pflegemitarbeiterinnen der Station, wenn sie mich in meinem Bett zum MRT schoben, weil der Transportdienst so überlastet war, dass ich die MRT-Assistentin nach der Untersuchung bitten könnte, auf der Station anzurufen, damit ich von ihnen dann wieder abgeholt werden könnte. Ansonsten hätte es sein können, dass ich noch Stunden nach der Untersuchung in tristen Korridoren oder zugigen Warteräumen auf den Transportservice hätte warten müssen. Dieses Warten fühlte sich immer besonders trostlos und deprimierend an. Hilfsbereite, liebenswürdige und unerwartete Gesten wie diese machten den langen Klinikaufenthalt für mich menschlich persönlicher und somit erträglicher.

Auswertungsgespräche

Während meines Klinikaufenthalts habe ich unzählige MRT-Untersuchungen und einige andere Untersuchungen gemacht, deren Auswertungen für mich selbstverständlich sehr entscheidend waren und die ich immer mit einer gewissen Nervosität, Ängstlichkeit und Anspannung erwartete. Weil diese Auswertungsgespräche für die Patienten aufgrund ihrer Bedeutung für den Heilungsprozess besonders wichtig und entsprechend emotional aufgeladen sind, stellen sie spezielle Herausforderungen für sie dar, und ich möchte deshalb an dieser Stelle gesondert auf sie eingehen.

Besonders wichtig waren und sind für mich nach wie vor die Kontrollen, die auch nach meinem Klinikaufenthalt in regelmäßigen Abständen durchgeführt werden, um sicherzugehen, dass es keine sogenannten Rezidive gibt, also Zeichen des Wiederkehrens des Tumors. Bei meiner ersten Kontrolle nach meiner Klinikentlassung wartete ich nach der Untersuchung im Besucherzimmer meiner ehemaligen Station auf die Auswertung der Untersuchung. Ich war froh, als Gast und nicht als Patientin auf der Station zu warten, war aber recht aufgeregt und angespannt. Mein Herz sackte mir in die Hose, als meine beiden Chirurgen und der Assistenzarzt mit ernsten Mienen das Zimmer betraten und mich der Chefchirurg fragte, wie es mir gehen würde. Noch während ich auf seine Frage antwortete, dachte ich – warum fragt er mich das, und warum gucken alle so ernst? Und wenig später brach es aus mir heraus, und ich fragte, ob mit meiner Untersuchung alles in Ordnung wäre. Zum Glück war die Antwort entlastend – keine Rezidive, und ich war unfassbar erleichtert. Ich weiß gar nicht, wie lange es dauerte, bis ich die Information erhielt, nachdem die Ärzte den Raum betreten hatten. Für sie mögen es lächerliche ein bis zwei Minuten gewesen sein, mir erschien es wie eine kleine Ewigkeit. In diesen hoch angstbesetzten Momenten ist es einfach wunderbar, wenn man die Auswertung sofort und »without further ado« erhält.

Eine schwierige Situation musste ich während meines Klinikaufenthalts bewältigen, nachdem ein Arzt eine Untersuchung gemacht hatte, von der eine Probenentnahme in einem Labor ausgewertet werden musste. Dieser Arzt meinte sehr selbstbewusst, nachdem er die nicht ganz angenehme Untersuchung bei mir durchgeführt hatte: »Da kommt bestimmt etwas raus, das (also das Organ, das er untersucht hatte) hat sich so angefühlt.« Ich schluckte und sagte gar nichts – selbstredend, dass ich mir ab diesem Zeitpunkt größte Sorgen machte und sehr angespannt auf das Untersuchungsergebnis wartete. Glücklicherweise war es unauffällig. Mir ist nicht verständlich, wie ein Arzt einer Patientin solche Angst einflößen kann. Das ist völlig empathielos, und selbst wenn er ein negatives Ergebnis erwartete, wäre es richtig gewesen, das Untersuchungsergebnis abzuwarten. Zum Glück war dieser Arzt während meines stationären Aufenthalts die große Ausnahme, alle anderen Ärzte ließen Menschlichkeit und Feingefühl walten.

Persönliche Bedeutung

Wenn ich es zusammenfasse, habe ich mich immer gut aufgehoben gefühlt, wenn ein Arzt oder eine Schwester mich so behandelte, wie er oder sie eine Person behandeln würde, die er persönlich kennt und um die er sich kümmern würde. Nicht wie ein Familienmitglied, das wäre zu nah und mit zu vielen Emotionen behaftet, aber wie jemand, der dieser Person etwas bedeutet. Wenn einem jemand etwas bedeutet, geht man in eine persönliche Verbindung und ist empathisch. Man geht auf den Patienten ein. Man erledigt seine Arbeit professionell und versucht weiterhin, dieser Person den Krankenhausaufenthalt zusätzlich zu erleichtern. Und es ist eben dieses Gefühl, dass man der Ärztin oder dem Pfleger etwas bedeutet, was den Unterschied ausmacht. Man ist kein anonymer Fall, sondern ein Mensch, dessen Wohlergehen dem anderen Menschen etwas bedeutet. Das schafft eine Verbindung, die auf Engagement, Empathie und Zuwendung beruht und die einem den belastenden Krankenhausaufenthalt so viel erträglicher macht. Bedeutet man dem Arzt oder der Schwester etwas, so ist es ausgeschlossen, dass man nach unzähligen Kontakten immer noch wie ein Fremder begrüßt wird, dass er oder sie kein freundliches Wort hat oder keine freundliche Geste zeigt, wenn man eine schreckliche Diagnose erhält oder, oder, oder. Dann fühlt man sich in die Patientin ein und zeigt wohltuende Gesten oder bietet Hilfe an. Zum Glück habe ich den Eindruck gehabt, dass ich unzähligen Ärztinnen und Mitarbeiterinnen in der Pflege als Mensch etwas bedeutete – dafür bin ich sehr dankbar. Ohne ihre wohltuenden Gesten, Worte und Handlungen hätte ich nicht die Kraft gehabt, diese düstere Zeit so gut zu überstehen.

Nachwort – ein Plädoyer für Empathie und Freundlichkeit

Die beschriebenen Gesten der Liebe, Freundlichkeit und Empathie haben mich durch diese schwere Phase getragen. Deutlicher als je zuvor wurde mir die phänomenale Kraft bewusst, die von diesen Gesten ausgeht – kleine mit unfassbarer, positiver Energie geladene Zuwendungen.

In einer sich immer schneller drehenden Welt, in der wir – wahrscheinlich wie alle Generationen vor uns – bisweilen ein Gefühl des Kontrollverlusts haben, erkenne ich die existenzielle Bedeutung dieser einfühlenden Gesten. Von Herzen kommende Freundlichkeit, ausgedrückt in einem Lächeln, einem Wort oder einer Handlung, hat die Kraft, Leben zum Guten zu beeinflussen. Auch wenn wir die große Weltpolitik, Kriege und nationale Feindseligkeiten nicht beeinflussen können, so können wir durch Gesten der Empathie und Freundlichkeit zwischenmenschliche Brücken bauen und die Energie zwischen uns und unseren Mitmenschen positiv verändern. Und das vermittelt uns in dieser unübersichtlichen Welt ein Gefühl der Gestaltungskraft, des konstruktiven Einflusses, die von uns, unseren Worten, Gesten und Handlungen ausgehen können.

Bevor wir wütend werden und einem Verkäufer, der uns unengagiert erscheint, eine patzige Bemerkung entgegenschleudern, können wir durchatmen und uns auf Freundlichkeit als Wert besinnen. Sicherlich könnte er uns besser beraten oder unterstützen, aber was wissen wir von ihm? Vielleicht hat er Kummer, Sorgen oder Stress, die dazu beitragen, nicht sein bestes Selbst zu zeigen? Was bringt die wütende Bemerkung anderes als eine Erhöhung von negativer Energie? Den Wert der Freundlichkeit hochzuhalten, heißt nicht, sich alles gefallen zu lassen, wohl aber zu unterscheiden, in welchen Fällen wir wie agieren. Jemanden zu beleidigen, mag vermeintlich ein Gefühl der Genugtuung verschaffen, langfristig dient es jedoch nur der Verletzung und birgt keine positive Kraft in sich.

In Fällen, in denen wir durch unsere Handlungen anderen Menschen helfen können, zeigt sich die Kraft der Freundlichkeit in ihrer ganzen Schönheit. Und auch hier haben wir die Möglichkeit, in unserem kleinen Radius Einfluss zu nehmen und positiv zu gestalten.

Aus meiner Sicht können wir uns als selbstwirksam und nicht als den Widrigkeiten des Lebens hilflos ausgesetzte Wesen erleben, wenn wir die Werte der Empathie und Freundlichkeit leben und weitergeben. Sie unseren Kindern mit einer Ernsthaftigkeit vermitteln, die diesen Werten und ihrer Kraft gebührt. In Zeiten von allgegenwärtigen Bewertungen und auch Anfeindungen durch Social Media können diese Werte in den Hintergrund geraten. Das sollten wir nicht geschehen lassen, sondern mit unseren Gesten, Worten und Handlungen Empathielosigkeit, Herabsetzung, Grobheit und Anfeindung entgegenwirken.

Ich danke allen Menschen, die durch ihre Worte, Gesten und Handlungen der Freundlichkeit meinem Leben Licht und Hoffnung gegeben haben.